Natürlich vorsorgen und heilen mit

Heilmoor und Kräutern

Wissen-Anwendungen-Entwicklungen

Das Lebenswerk des Moor- und Kräuterheilers Franz Fink

Eigenverlag Siegfried Fink

ISBN 978-3-200-02681-0

Impressum

Impressum

Natürlich vorsorgen und heilen mit Heilmoor und Kräutern
Wissen-Anwendungen-Entwicklungen
Das Lebenswerk des Moor- und Kräuterheilers Franz Fink

Die Deutsche Bibliothek
ISBN 978-3-200-02681-0

Informationen zum Herausgeber:

Eigenverlag Siegfried Fink
Kohlstattstraße 8
A-5102 Anthering

Tel. +43 (0) 6223 2278, Fax +43 (0) 6223 3246
E-Mail: siegfried.fink@hotmail.at

Danke

Ein herzliches Dankeschön
all jenen, die an diesem Buch mitgewirkt haben

Digitalfotografie, Bildbearbeitung, Layout
Dipl. Designer Bernd Klickermann, Laufen

Illustrationen, Grafiken, Webseite www.heilkraeuterwissen.com
Karin Klickermann, Hamburg, Dipl. Des. MM

Lektorat
Dipl. oec. troph. Uta Wagner, Kiel
Wissenschaftliche Agentur für Gesundheit und Ernährung
www.wissenschaftliche-agentur.de

Haus der Natur in Salzburg
für die Erlaubnis, den gläsernen Menschen fotografieren und abbilden zu dürfen

Nutzung

Zur Nutzung der Inhalte

Alle in diesem Buch befindlichen Informationen können in keinem Fall als ein Hinweis auf das Vorliegen oder Nicht-Vorliegen einer bestimmten Krankheit oder eines anderen Leidens verstanden werden. Ebenso wenig dürfen diese Informationen als Aufforderung zu einer bestimmten Behandlung oder Nicht-Behandlung einer möglichen Krankheit verstanden werden.
Die erteilten Informationen ersetzen niemals die Diagnose und Behandlung durch einen Arzt oder Heilpraktiker und eine gesunde Lebensweise. Die Erkennung oder Behandlung einer Krankheit oder eines anderen Leidens kann allein durch die Konsultation eines Arztes oder Heilpraktikers erfolgen. Bei der Erstellung dieses Buches haben wir größte Sorgfalt walten lassen. Dennoch können wir Dokumentationsfehler nicht zur Gänze ausschließen. Der Herausgeber haftet in keinem Falle für etwaige Schäden oder Verluste, die im Zusammenhang mit der Nutzung der Informationen und Inhalte dieses Buches entstehen.

In diesem Buch sind Stichwörter, die zugleich eingetragene Warenzeichen sind, als solche nicht besonders kenntlich gemacht. Es kann aus der Bezeichnung der Ware mit dem für dieses eingetragene Warenzeichen nicht geschlossen werden, dass die Bezeichnung ein freier Markenname ist.

Der Verlag, Anthering, im Juni 2012.

Vorwort

Vorwort des Autors

Als ich 1986 mein erstes Büchlein „Gesundheit aus dem Kräutertopf" schrieb, hatte ich bereits 16 Jahre Erfahrungen mit Moor und Kräutern hinter mir. Damals wie heute wollen die Menschen wissen, wie man das wird, was ich geworden bin. Es interessiert sie, wie ich durch meine eigene Krankheit zu den Kräutern gefunden habe, dass nicht gleich alles so gelang, wie es sollte und es ein langer Weg des Lernens und des Versuchens war, bis ich meine eigenen, wirkungsvollen Kräuterrezepte und meine Fähigkeiten entdeckte. Erst Jahre später erkannte ich, dass sich so manches in meinem Leben wie ein Mosaik zusammenfügte. Viel Erlebtes bekam im Laufe der Jahre eine andere Bedeutung.

Den Namen „Moor- und Kräuterheiler Fink" gaben mir die Menschen, denen ich helfen konnte. Ich maße mir nicht an, dass meine Moor- und Kräuterentwicklungen das einzig Wahre sind, aber ich bin überzeugt, dass sie in der Vielfalt der Wege und Möglichkeiten, die es zum Erhalten und Erlangen der Gesundheit gibt, heute einen festen Platz eingenommen haben.

Mit diesem Buch will ich alten und jungen, kranken wie gesunden Menschen mein Wissen und meine Erfahrungen in die Hände geben, damit sie rechtzeitig vorbeugen und gesund werden können, auch wenn sie glauben, es helfe sowieso nichts mehr.

Dieses Buch ist auch ein Dankeschön an die tausende Menschen, denen ich in den letzten 35 Jahren helfen durfte. Erst ihre zahlreichen Rückmeldungen und Weiterempfehlungen haben mein Wirken möglich und erfolgreich gemacht. Ohne sie gäbe es dieses Buch nicht.

Ihr Franz Fink

Franz Fink

Anthering, im August 2002

Vorwort

Vorwort der Herausgeberin

Johann Heinrich Pestalozzi war im 17. Jahrhundert Vordenker und Begründer der Theorie des menschlichen Lernens durch Fühlen-Denken-Tun. Schon damals erkannte er: „Der Mensch lernt aus Not oder Überzeugung."

Betrachtet man unser heutiges Weltgeschehen, scheint es eher so, dass der Mensch erst ziemlich viel Not braucht, um zu einer Überzeugung, zu einem neuen Bewusstsein und zu neuem Handeln zu gelangen. Ein gefährliches Verhalten, vor allem, wenn es um unsere Gesundheit und unsere Natur geht.

Mein Engagement an der Erstellung dieses Buches entstand nicht aus meiner Tätigkeit als Marketingfachfrau, sondern aus meiner persönlichen Begeisterung für eine natürliche und gesunde Lebensweise. Vor allem aber beruht es auf den vielen guten Erfahrungen, die meine Familie und ich mit Franz Finks wertvollen Moor- und Kräuterprodukten in den letzten fünfzehn Jahren gemacht haben.

Dieses Buch soll Ihnen, liebe Leser, zwei der ältesten und natürlichsten Heilmittel, das Moor und die Kräuter näher bringen und Sie für die vielen wunderbaren Möglichkeiten, die uns die Natur zum Vorsorgen und Heilen zu Füßen gelegt hat, begeistern.

Schön, wenn es uns gelingt.

Ihre Christa Klickermann

Christa Klickermann

Laufen an der Salzach, Januar 2008

Inhalt

Inhalt

Kapitel 3 Seite 74-107

Vorsorgen und heilen mit Heilmoor und Kräutern

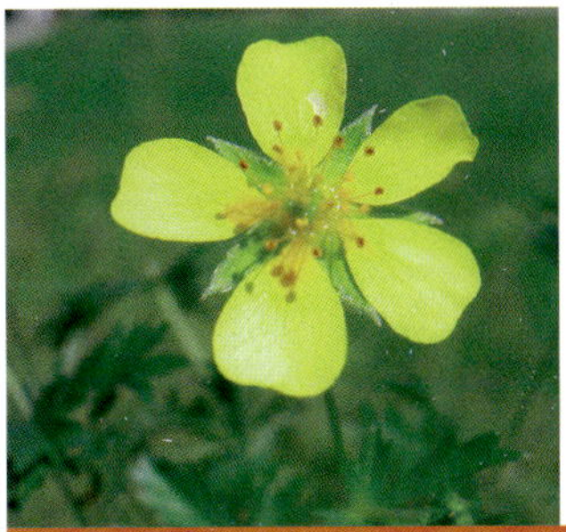

Kapitel 4 Seite 108-160

Meine Heilmoor- und Kräutermischungen

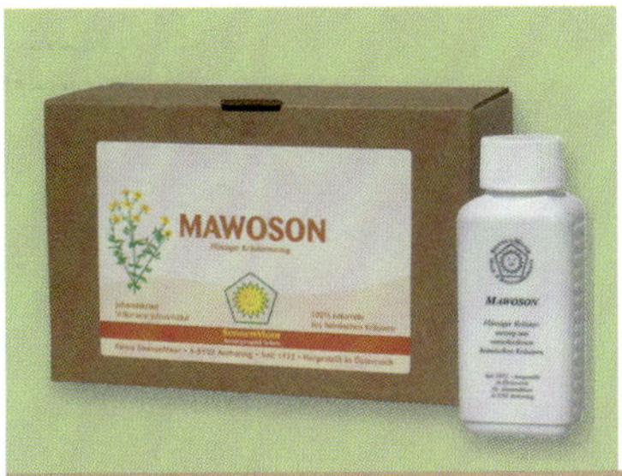

Wir müssen nicht glauben, dass alle Wunder der
Natur in anderen Ländern und Weltteilen seien.
Sie sind überall.

Aber diejenigen, die uns umgeben, achten wir nicht, weil wir
sie von Kindheit an und täglich sehen.

Johan Peter Hebel, deutscher Schriftsteller *1760

Kapitel 1

Vom Hüterbuben zum Moor- und Kräuterheiler

Von wegen Sonntagskind

Mitten im Leben

Meine ersten Kräutererfahrungen

Erste Begegnungen mit dem Moor

Mein Lebenswerk

Ein Blick nach vorne

Oft fragen mich die Leute: „Wie wird man denn Moor- und Kräuterheiler? Das kann man ja an keiner Schule lernen." Mit dem ersten Kapitel dieses Buches will ich versuchen, Ihnen darauf eine Antwort zu geben und zu helfen, vieles, was ich getan und geschrieben habe, besser zu verstehen. Blicke ich heute zurück, weiß ich, dass vieles, was in meinem Leben geschehen ist, einen tieferen Sinn hatte. Nämlich den Sinn, anderen Menschen zu helfen. Vor allem weiß ich heute auch, dass es vieles zwischen Himmel und Erde gibt, das man sich weder selbst, noch einem die Wissenschaft erklären kann. Dennoch geschieht es, wie mir immer wieder tausende Menschen in ihren Briefen bestätigt haben.

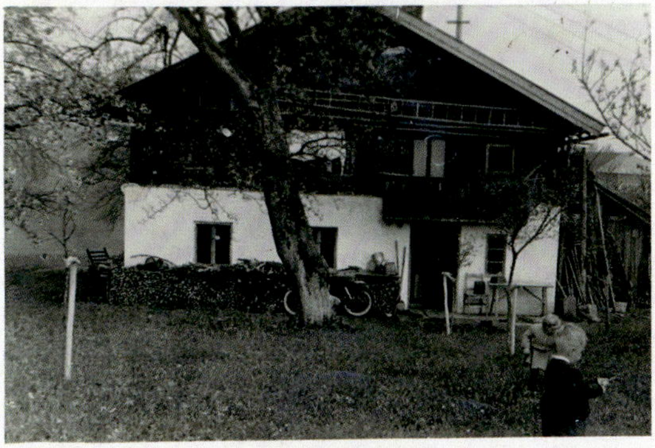

Mein Heimathaus

Von wegen Sonntagskind

Meine Hebamme begrüßte mich mit den Worten: „So was verrücktes. Muss der heut bei Blitz und Donner die Menschen durch die Nacht jagen, nur um noch ein Sonntagskind zu werden. Bin neugierig, was aus diesem Jungen einmal werden wird!" Damals, am Sonntag, den 5. Juni 1921, glaubte man bei uns noch, Sonntagskinder seien ganz besondere Glückskinder. Dass ich ein solches wirklich war, kann ich heute, 86 Jahre später, bestätigen. Nur bis dahin waren viele Hürden zu überwinden, viele Krankheiten und missliche Lebensumstände zu bewältigen.

Meine Mutter war Schneiderin und nicht verheiratet. Und weil es damals noch keinen Mutterschaftsurlaub gab, musste sie gleich nach meiner Geburt wieder arbeiten gehen. Der Arbeitsplatz meiner Mutter war 15 Kilometer von unserem Zuhause entfernt, so bekam ich statt der Mutterbrust die Glasflasche von meiner Großmutter. Bei ihr durfte ich die ersten Wochen verbringen. Als sie selbst schwer krank wurde, kam ich zur Pflege in eine andere Familie. Ein Schicksal, das ich damals mit vielen Kindern lediger Mütter teilte. Das große Los hatte ich mit dem Pflegeplatz nicht gezogen, denn die Leute waren selbst sehr arm, und als sie dann ein eigenes Kind bekamen, musste ich schon bald wieder fort zu einer anderen Pflegefamilie. Inzwischen hatten

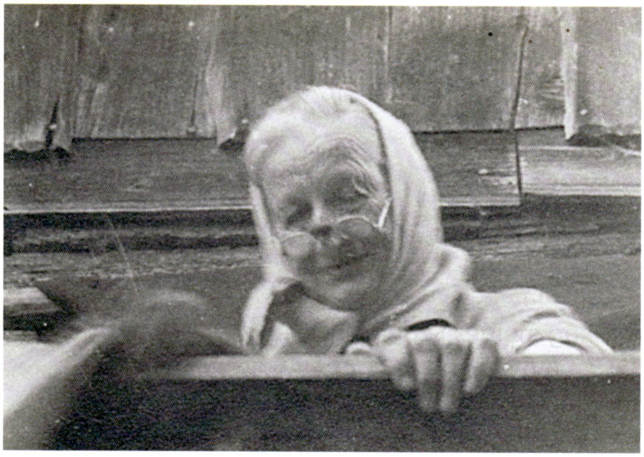

Meine Großmutter

sich meine Mutter und mein Vater voneinander getrennt und meine Zukunft wurde noch ungewisser. Aber das bekam ich alles noch nicht richtig mit. Als dann meine Großmutter wieder gesund wurde, wendete sich das Blatt zu meinen Gunsten. Bei ihr gab es zwar auch keinen Reichtum, aber immerhin genug zu essen.

Mein Großvater war Schuhmachermeister. Wir wohnten in einem kleinen Häuschen und besaßen ein paar Kühe. Der Vater meiner Großmutter, also mein Urgroßvater, war Bauer und auch ein Kräuterheiler. Meine Großmutter hatte auch eine besondere Begabung. Sie war Wenderin. So bezeichnete man damals Menschen, die Krankheiten von jemandem abwenden konnten. In früheren Zeiten hätte man sie vielleicht als Hexe verbrannt, denn sie konnte Blut stillen. Wenn sich jemand einen Zahn herausreißen ließ und der Arzt die Blutung nicht zum Stillstand bringen konnte, dies geschah zur damaligen Zeit mangels geeigneter Medikamente öfter, schickte er denjenigen zu meiner Großmutter. Diese sagte ihr Sprüchlein auf und wenige Minuten später kam die Blutung zum Stillstand. Eine Sache, die man sich damals nicht erklären konnte und es bis heute nicht kann.

In der Zwischenzeit hatte meine Mutter einen anderen Mann geheiratet, doch bald stellte sich heraus, dass das Glück ihr auch hier nicht wohlgesonnen war. So blieb ich bei meinen Großeltern. Sie waren herzlich, verwöhnten mich aber nicht. Mit meiner Großmutter ging ich Kräuter sammeln und lernte dabei schon einiges über die Heilpflanzen.

Viel hab ich damals auch von meinen vier Onkeln gelernt. Einer von ihnen arbeitete in der Lederfabrik. Und weil es damals auch schon Auftragsflauten gab, war er öfter arbeitslos. In dieser freien Zeit brachte er mir allerhand Praktisches bei. Pfeil und Bogen und Steinschleudern waren unsere ersten gemeinsamen Kunstwerke. Es hatte schon sein Gutes, wenn man mit Onkeln aufwuchs, die allesamt handwerklich begabt waren. So lernte ich schon früh, mir vieles selbst zu richten. Ein wertvolles Geschick, das mir im Leben immer wieder zugute kam.

Vom Hüterbuben zum Moor- und Kräuterheiler

Ich war inzwischen sechs Jahre alt und ein wissbegieriger Lausbub. Weil meine Großeltern viel arbeiteten, wuchs ich selbstständig und frei in der Natur auf. Für einen Buben wie mich hatte Wasser immer eine ganz besondere Faszination. Es machte mir großen Spaß über einen Wassergraben zu hüpfen und dafür suchte ich mir immer die breitesten Stellen aus. So blieb es nicht aus, dass ich dabei eines Tages im kalten Bach mit dem Gesicht nach unten landete. Gott sei Dank geschah das im Beisein meiner Großmutter, und sie zog mich heraus. Das sollte im Laufe meines Lebens nicht mein einziges gefährliches Wassererlebnis bleiben, und das nächste ließ nicht lange auf sich warten. Diesmal war es der Bach entlang meines Schulwegs, der nach einem Unwetter immer zum reißenden Fluss wurde. Durch den Regen war die Wiese noch ganz nass, und ich rutschte bei dem Versuch ihn zu überspringen wieder aus. Ich konnte damals noch nicht schwimmen, aber wie durch ein Wunder, erreichte ich auch diesmal das rettende Ufer. Klatschnass kam ich zu Hause an. Die Rechnung für meinen Übermut bekam ich aber gleich präsentiert. Die Stelle an meinem Arm, an der ich einige Tage zuvor geimpft worden war, entzündete sich. Ich bekam über 40 Grad Fieber und mein Arm schwoll ganz dick an. Meine Großmutter war auch diesmal wieder mein rettender Engel. Mit selbstgemachter Zugsalbe und Arnikatropfen rückte sie der Blutvergiftung erfolgreich zu Leibe.

Die Lehrer in der Schule hatten es nicht immer leicht mit mir. Ich war ein Lausbub und zudem bockig, vor allem wenn es um Ungerechtigkeiten ging. Weil ich aber ein guter Schüler war und leicht lernte, konnten sie mir nicht so recht etwas anhaben. Unser Herr Pfarrer schlug meiner Mutter sogar vor, ich könnte doch Geistlicher werden. Das Studium hätte meine Mutter gar nichts gekostet. Aber da hat meine Großmutter abgewunken. Sie kannte mich gut genug um zu wissen, dass das Teufelchen in mir zu groß war, um in so einem Beruf wirklich glücklich zu werden.

Als ich zwölf Jahre alt war übergaben meine Grosseltern ihr Häuschen an einen meiner Onkeln und gingen in den Austrag. Als die Frau meines Onkels dann ein Kind bekam, wollte ich nicht mehr zu Hause bleiben. So kam ich zu einem Bauern in der Nähe als Hüterbub. Von dort besuchte ich bis zum 14. Lebensjahr noch die Dorfschule. Geld für eine Lehrstelle, die man damals bezahlen musste, war nicht da und so blieb ich Hüterbub.

Damit war meine Kindheit endgültig vorbei. Von nun an hieß es in der Früh um halb vier Uhr aufstehen und den ganzen Tag bis halb acht arbeiten. Und weil die Zeiten allgemein schlecht waren, wechselte ich fast alle Jahre zu Lichtmess die Arbeitsstelle. Mariä Lichtmess ist 40 Tage nach Weihnachten. An diesem Tag nahmen damals die Bauern ihre Arbeit auf dem Feld wieder auf und stellten die Helfer für die Ernte ein.

In dieser Zeit hatte ich einige Begebenheiten, die mich beinah das Leben gekostet hätten. Einmal rutschte ich beim Waschen nach der Getreideernte vom Ufer eines Stauwerks ab und wurde, ich konnte damals immer noch nicht schwimmen, mitgerissen. Beim nächsten Sturz ins Wasser konnte ich zwar schon schwimmen, schlug aber mit dem Kopf auf einem Baumstamm auf, verlor das Bewusstsein und ging unter. Ob es Schicksal, Bestimmung oder ein besonderes Glück war, dass ich auch diese beiden Geschehnisse heil überlebte - wer kann das schon genau sagen?

Auf dem Land ging man, auch wenn man hart gearbeitet hatte, abends nach dem Essen nicht gleich ins Bett. Im Innviertel, meiner Heimat, arbeitete man viel und feierte gerne. Bei so einer Feier geriet ich mitten in eine Auseinandersetzung und das Messer eines streitsüchtigen Burschen verletzte meine Lunge schwer. Die Fahrt mit dem Rettungswagen ins Krankenhaus war ein Alptraum auf den damaligen Schotterstrassen, soviel bekam ich noch mit, bevor ich das Bewusstsein verlor. Im Krankenzimmer bekam ich sofort die Letzte Ölung, das ist ein Sterbesakrament für Menschen, denen man keine Chance zum Überleben einräumte. Damals, 1938, gab es noch keine Bluttransfusion und so konnte man nur abwarten. Als ich die Augen wieder aufschlug, saß eine nette Krankenschwester neben mir und sagte: „Na mein Lieber, das war knapp!" „Na ja" sagte ich, „das war es schon öfter." Gott sei Dank war ich ein kräftiger Bursche und hatte einen starken Lebenswillen. Schnell erholte ich mich wieder und war nach wenigen Wochen schon wieder bei der Getreideernte dabei.

In der Landwirtschaft blieb ich noch bis 1941. Dann, mit 20 Jahren, wurde ich zum deutschen Heer eingezogen. Ich kam an die damals heißumkämpfte französische Front. Bei einem Artillerieangriff schlug ein langer Granatsplitter in unseren Schützengraben ein, nur wenige Zentimeter von mir entfernt. Der Sanitäter und drei meiner Kameraden kamen dabei ums Leben. Natürlich gab es im Verlauf des Krieges noch viele Möglichkeiten, zu Tode zu kommen. Aber wie schon öfter in meinem Leben hatte ich auch hier wieder ein besonderes Glück und überstand den Krieg unversehrt. Nach dem Krieg landete ich, wie die meisten Kriegsteilnehmer, in einem Gefangenenlager, aus dem ich Ende 1945 entlassen wurde. Aus dieser Zeit hatte ich mir, vom vielen Liegen auf der blanken Erde, ein schmerzhaftes Rheuma mitgebracht. Dass diese Krankheit es war, die mich dann später zur Kräuterheilkunde brachte, bemerkte ich aber erst Jahre später.

Mitten im Leben

Meine Großmutter war in der Zwischenzeit gestorben und es ging mir wie den meisten Menschen zu dieser Zeit, ich stand vor dem Nichts. In der Landwirtschaft wollte ich nicht mehr arbeiten. Ich sah darin keine Zukunft für mich. So suchte ich mir eine Stelle in einer Firma und bezog ein kleines Zimmer auf dem Land. Dort hatte ich zum Kochen einen kleinen Gasofen mit zwei Feuerstellen. Mit der Zeit fiel mir auf, dass bei den Pfannen durch die offene Gasflamme der Boden stark verbrannt wurde. Das störte mich so sehr, dass ich nach einer Lösung suchte. Schon bald hatte ich eine Platte aus einer Aluminiumlegierung entwickelt, die man auf den Gaskocher legte, um die Gasflamme vom Geschirr fernzuhalten. Diese Platte funktionierte anfangs recht gut, und ich konnte sie auch selbst herstellen und verkaufen. Doch im Laufe der Zeit stellte sich heraus, dass die Legierung zu weich und auf Dauer der Hitze nicht gewachsen war. Weil ich aber nichts Schlechtes erzeugen und verkaufen wollte, gab ich die Platten-Produktion auf. Mein Forscher- und Entdeckerdrang war dadurch aber nicht gebremst, im Gegenteil.

Zu dieser Zeit gab es noch sehr wenig Bürsten und Besen zu kaufen. Zufällig lernte ich eine alte Frau kennen, die Bürsten und Besen machte. Von ihr lernte ich es schöne Bürsten und Rosshaarbesen, die in der Nachkriegszeit sehr gefragt waren, herzustellen. Ich bekam von den Bauern, als Lohn für die gemachten Besen, Ross- und Kuhhaare. Daraus machte ich dann wiederum Bürsten und Besen, die ich in der Stadt verkaufte. Als ich dann auch noch im Wald gutes Material für Bürsten fand, konnte ich mir ein nettes Sümmchen Geld ersparen. Der Gedanke, mich unabhängig von einem Arbeitgeber zu machen, spukte schon lange in meinem Kopf herum. Und ich wusste, dass Bürsten und Besen herzustellen kein Dauerzustand war, denn es war absehbar, dass es bald wieder genug Bürsten- und Besenfabriken geben würde.

Just in dem Moment lernte ich eine Frau kennen, die sehr schöne Steppdecken fertigte. Bei einem Gang durch ihre Werkstatt bemerkte ich, dass sie zwar sehr sauber und geschickt arbeitete, aber nicht mit Geld umgehen konnte. Sie bot mir an, mit ihr zusammen zu arbeiten, wenn ich Interesse daran hätte. In kurzer Zeit hatte ich mich so gut eingearbeitet, dass ich Stepp- und Daunendecken ganz allein machen konnte. Wir bekamen immer mehr Aufträge von Salzburger Geschäften. Weil bei der Frau das Geld nicht hart sondern flüssig war, es zerrann ihr förmlich zwischen den Fingern, ich aber den Lohn meiner Arbeit nicht verlieren wollte, hatte ich in der Zwischenzeit mit der Frau einen Partnerschaftsvertrag geschlossen, in dem ich alleine inkassoberechtigt war. Die Arbeit wurde immer umfangreicher, wir verkauften mittlerweile unsere Decken in ganz Österreich. Bisher hatten wir alles in mühseliger Handarbeit hergestellt.

Nun tauchten erste Nähmaschinen für Steppdecken auf und wir suchten neue Räume, in denen wir die Maschinen unterbringen konnten. Kurz vor Weihnachten hob ich noch, wie in einer Vorahnung, eine größere Summe Geld von dem Konto ab. Als ich nach den Feiertagen wieder ins Geschäft kam, erwartete mich eine böse Überraschung. Sie eröffnete mir, dass der Vertrag, den wir geschlossen hatten, ungültig sei.

In meiner großen Enttäuschung kam mir wieder ein glücklicher Zufall zur Hilfe. Ein Vertreter der Firma, die uns damals das Füllmaterial für die Decken lieferte, bot mir an, bei seiner Firma als selbstständiger Rohstoffeinkäufer anzufangen. Das Rohmaterial bestand aus Woll- und Baumwollabfällen, die bei der Erzeugung von Westen, Pullovern, Anzügen und Baumwollunterwäsche anfielen. Echte Schafwolle war damals viel zu teuer, sie kostete 26 Schilling das Kilo, und sie war nur schwer zu bekommen. Nun ging es mir wieder gut. Ich war selbstständig, mein eigener Herr und verdiente recht gut.

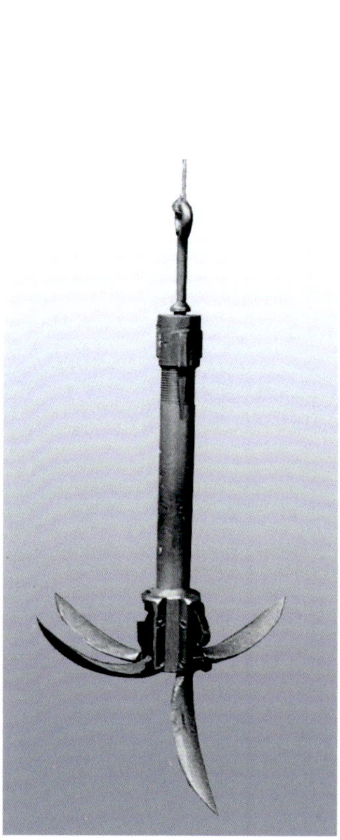

Mein ausklappbarer Anker

Den Menschen, die im Sternzeichen Zwilling geboren sind, sagt man ja nach, dass sie einen unruhigen Geist haben. Als Junggeselle, wenn man seinen Haushalt alleine bewältigen muss, kommt man auf allerhand Einfälle, die man gebrauchen könnte. Meine zweite Erfindung war ein kleiner Ofen mit dem man ohne Starkstrom, den es damals in Wohnungen noch nicht gab, gleichzeitig Backen und Kochen konnte. Dies wäre wahrscheinlich ein sehr gutes Geschäft geworden, wenn der Betrieb, dem ich die Lizenz zur Erzeugung dieses Elektroherdes erteilt hatte, nicht in Konkurs gegangen wäre. Es war damals nicht einfach, einen anderen Lizenznehmer für den Herd zu finden. Vielleicht war ich aber auch nur zu unerfahren in diesen Dingen.

Später, als ich schon etwas mehr Zeit hatte, war ich ein begeisterter Sportfischer. Ich fuhr gelegentlich mit einem Ruderboot fischen und ärgerte mich immer wieder über den Bootsanker, der sich im Seegrund verhakte.

Vom Hüterbuben zum Moor- und Kräuterheiler

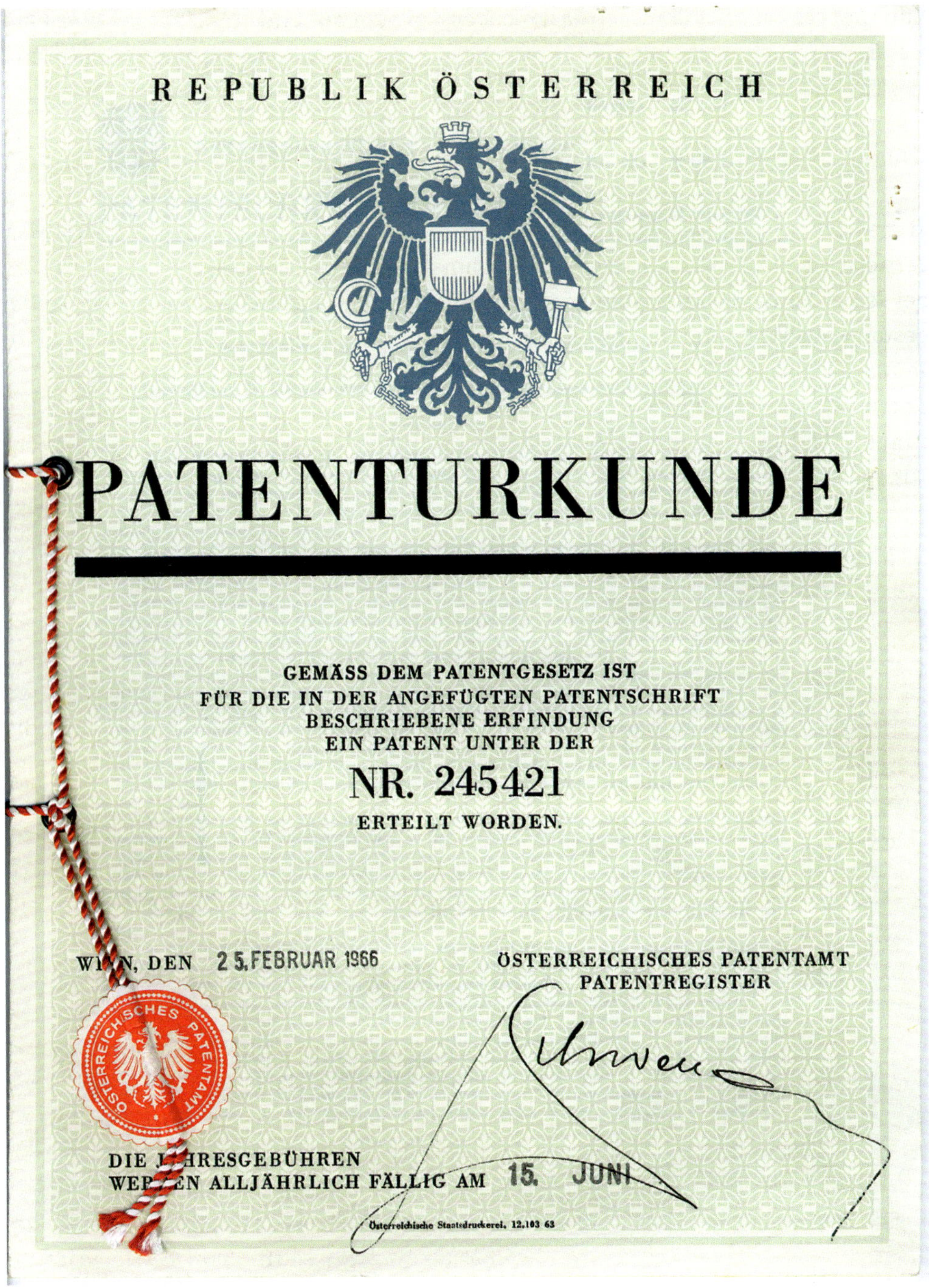

REPUBLIK ÖSTERREICH

PATENTURKUNDE

GEMÄSS DEM PATENTGESETZ IST
FÜR DIE IN DER ANGEFÜGTEN PATENTSCHRIFT
BESCHRIEBENE ERFINDUNG
EIN PATENT UNTER DER

NR. 245421

ERTEILT WORDEN.

WIEN, DEN 25.FEBRUAR 1966

ÖSTERREICHISCHES PATENTAMT
PATENTREGISTER

ÖSTERREICHISCHES PATENTAMT

DIE JAHRESGEBÜHREN
WERDEN ALLJÄHRLICH FÄLLIG AM 15. JUNI

Österreichische Staatsdruckerei. 12.103 63

Oft blieb mir nichts anderes übrig, als das Seil in den See zu werfen. Das ließ mir keine Ruhe. Es musste doch was zu erfinden sein, damit man durch starkes Ziehen einen Anker wieder von einem Hindernis befreien konnte.

Es dauerte nicht sehr lange, und ich konnte meine neue Erfindung, einen Anker mit ausklappbaren Haken beim Patentamt anmelden. Traurig war ich, als ich vom Patentamt den Prüfungsbescheid bekam, dass es schon zwei Patente gab, die auf demselben Prinzip basierten. Aber es ließ mich nicht zur Ruhe kommen, und eines Tages hatte ich dann die zündende Idee. Sogleich ließ ich mir eine Patentzeichnung anfertigen und reichte einen Patentantrag ein. Nach drei Monaten hatte ich das Patent und konnte den ausklappbaren Anker anfertigen.

Es zeigte sich jedoch schon bald, dass Theorie und Praxis weit auseinander liegen können. Ich fand einen Diplomingenieur, der diesen Anker bauen wollte. Trotz genauer Patentzeichnung und obwohl der Anker nur aus neun Teilen bestand, arbeitete der Mann so umständlich, dass der Anker preislich uninteressant wurde. Wieder einmal musste ich eine Idee zu Grabe tragen. Viele Jahre später fand ich eine Lösung, wie man diesen Anker einfach und wirtschaftlich hätte herstellen können. Nur hatte ich zu dem Zeitpunkt bereits meine eigene Firma und keine Zeit mehr, mich darum zu kümmern.

Meine ersten eigenen Kräutererfahrungen

Im Laufe der Zeit plagte mich das Rheuma, das ich aus dem Krieg mitgebracht hatte, immer stärker und ich ging zum Arzt. Er verschrieb mir Medikamente. Hätte ich damals schon gewusst, welche Nebenwirkungen diese haben können, hätte ich gleich abgewinkt. Aber ich war zu diesem Zeitpunkt ahnungslos und das Übel nahm seinen Lauf. Nach der Einnahme bekam ich Blähungen, Bauchkrämpfe und Schwindelanfälle. Ich ging erneut zum Arzt, der daraufhin das Medikament absetzte und mir Kurzwellenbestrahlungen verordnete. Das half nicht wirklich gegen die Schmerzen und so ließ ich das Ganze sein.

Zu dieser Zeit hatte ich gerade meine Frau kennen gelernt. Wir heirateten und bekamen drei Kinder. Und weil es damals bei uns noch keine Kindergärten gab, musste meine Frau unsere Kinder zu Hause betreuen. Was meine Frau Anna betrifft, da war ich ein richtiges Sonntagskind. Sie war herzlich, fürsorglich, tüchtig und geschickt. Ohne sie hätte ich das alles niemals geschafft. Meine Familie ernährte ich zu dieser Zeit als Handelsvertreter einer Kükenbrüterei, durch den Verkauf von Küken und Legehennen an die Bauern. Es gab damals schon harte Konkurrenz auf dem Lande. Kranksein konnte man sich nicht leisten, eine 5-Tage-Woche oder einen 8-Stunden-Arbeitstag kannte man nicht. Ich musste bis spät in die Nacht hinein arbeiten, denn ich hatte ja mittlerweile eine große Familie zu versorgen.

Es kam, wie es kommen musste. Ein großer Zusammenbruch löste bei mir eine schwere Nervenkrise und Depressionen aus. In meiner Verzweiflung suchte ich wieder einen Arzt auf. Er verschrieb mir Medikamente gegen meinen niedrigen Blutdruck und Eukarbontabletten gegen meine Blähungen. Als er mir auch noch Antidepressiva verschreiben wollte, winkte ich ab, denn ich kannte einen Mann, der nach der Einnahme von Antidepressiva in der Nervenheilanstalt gelandet war. Als er dann nach der schweren Nervenkrise, die bei ihm durch einen Unfallschock ausgelöst wurde, aus der Heilanstalt nach Hause kam, war er ein teilnahmsloser Mensch und verlor den Kontakt zu seiner Umwelt.

Ich ließ mir also keine Antidepressiva verschreiben. Bei Föhnwetter, welches bei uns im Salzburger Voralpenland nicht selten ist, konnte ich vor Schmerzen überhaupt nicht arbeiten. Ich war müde und zerschlagen, hatte starke Kopfschmerzen und war schon nach ein paar Stunden Arbeit so geschafft, dass ich mich hinlegen musste.

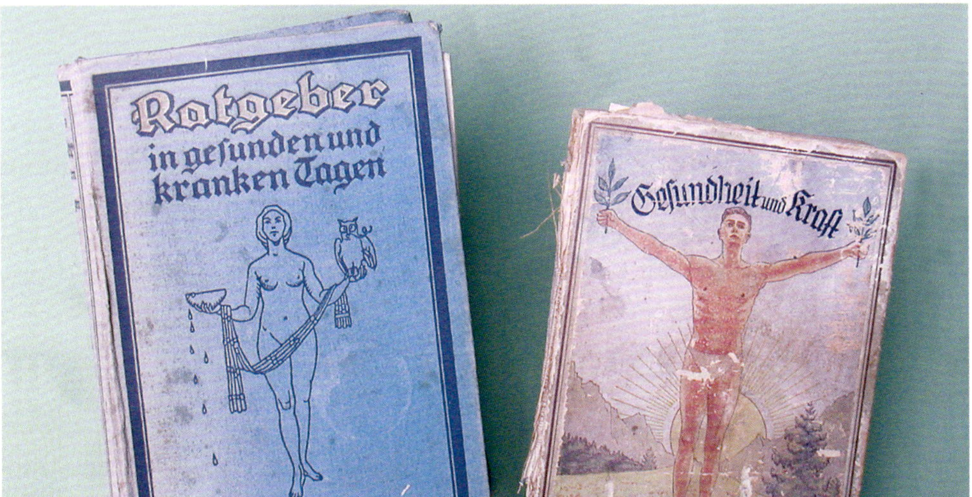

Meine ersten Lehrbücher über die Kräuter und den Menschen

So konnte es mit mir nicht weitergehen. In diesem Moment besann ich mich auf meine Großmutter und ihre Kräuter. In einem alten Kräuterbuch fand ich zahlreiche Heilkräuter abgebildet und viele Rezepte gegen alle möglichen Leiden aufgeschrieben. Ich suchte mir die Rezepte heraus, die auf meine Krankheiten zutrafen und suchte mir in Drogerien und Apotheken mit viel Mühe die Kräuter zusammen, die ich dafür brauchte. Um Heilkräuter kümmerten sich damals die Apotheker leider kaum. Man wurde sogar manchmal belächelt, wenn man danach fragte. Nach dem Krieg waren dort Antibiotika, Sulfonamide und Kortison die großen Verkaufsschlager.

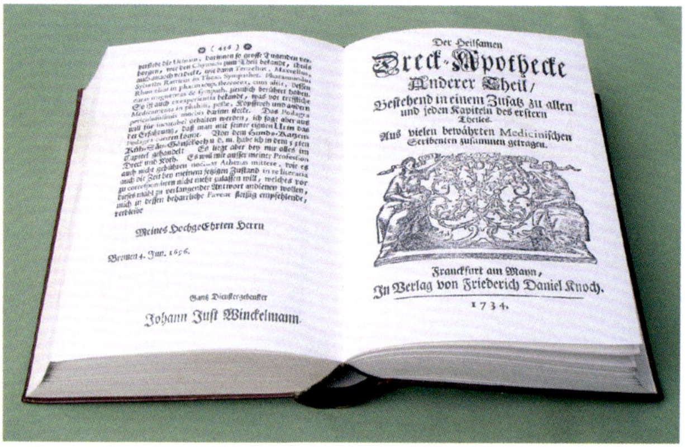

So schrieb man früher Kräuterbücher

Mit viel Hoffnung machte ich mich an die Zubereitung eines Tees. Ich trank den Tee über eine längere Zeit, aber es geschah nichts. Enttäuscht stand ich nun vor meinen Kräutern. Da kam ich auf die Idee mir selbst ein Kräuterrezept zusammenzustellen. Es sollte ein allerletzter Versuch werden. So ging ich daran, ein paar andere Kräuter zu verwenden und bei solchen, die ich schon bei meinem ersten Versuch verwendet hatte, erhöhte ich die Dosierungen. Mit nicht besonders großen Hoffnungen begann ich den Tee zu trinken. Aber nun wurde ich wieder eines Besseren belehrt. Schon nach ein paar Tagen waren meine Blähungen und die Magenkrämpfe verschwunden. Ein schöner Teilerfolg, der die Hoffnung aufkommen ließ, dass meine Nerven und mein Kreislauf sich auch wieder normalisieren würden. Meine Hartnäckigkeit und meine Geduld wurden belohnt, nach 14 Tagen stieg mein Blutdruck wieder an, und mein Allgemeinzustand besserte sich zusehends.

Zum Glück hatte ich mir ein Rezept für die Mischung aufgeschrieben und alle verwendeten Kräuter ganz sorgfältig mit einer Briefwaage abgewogen, um bei Bedarf diesen Tee wieder machen zu können. Ich nannte diesen Tee damals Magenwohl Herz- und Nerventrost. Angetan von der guten Wirkung dieses Tees begann ich während der Genesungszeit auch eine Einreibung und eine Salbe gegen mein Rheuma herzustellen. Über Wochen hinweg habe ich damit die schmerzenden Stellen fünf bis sechs Mal täglich eingerieben und eingecremt. Mein Rheuma besserte sich erheblich im Laufe der Zeit.

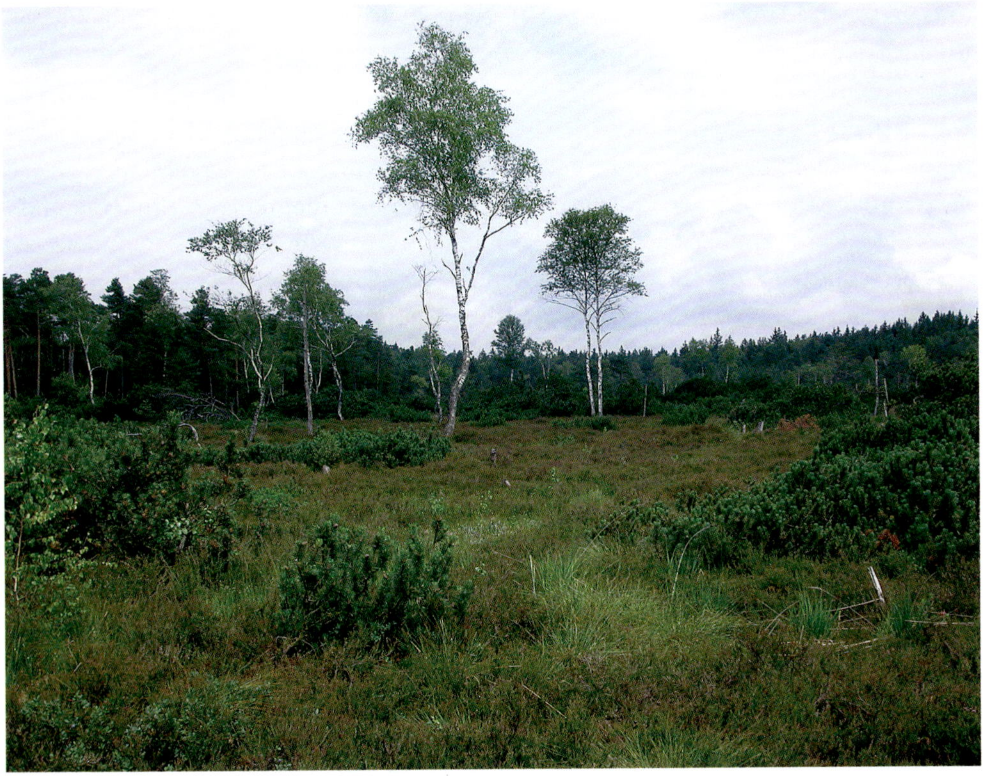

Erste Begegnungen mit dem Moor

Wie schon erwähnt, hatte ich eine Handelsagentur und verkaufte Legehennen. Eines schönen Tages las ich in einer Zeitung eine Annonce, in der ein Berater für Heilmoorprodukte gesucht wurde, der Moorbäder, Moorpackungen, Moorcreme und Moortrinkkuren, sowie ein Moorpräparat für kranke Nutztiere verkaufen sollte. Durch meine guten Kontakte zu den Bauern, denen ich seit Jahren die Küken und Hühner verkaufte, hatte ich schnell gute Verkaufserfolge und einen zusätzlichen Verdienst.

Da ich meine Kunden mehrmals im Jahr besuchte, erfuhr ich auch, ob sie mit den Produkten zufrieden waren. Bei der Moortrinkkur, die man damals schon bei Magen- und Zwölffingerdarmgeschwüren, Gastritis, Regel- und Wechseljahresbeschwerden mit sehr gutem Erfolg anwendete, erzählten mir die Frauen, dass sie davon Verstopfung bekamen. Als Gegenmittel tranken sie dann immer ein Sauerwasser, welches Schmerzen in der Nierengegend auslöste. Im Laufe der Zeit häuften sich diese Beschwerden, und ich stellte den Verkauf der Moortrinkkur ein. Trotzdem ließ es mir keine Ruhe, denn ich wusste, dass die Moortrinkkur bei Frauenleiden wirklich eine gute Heilwirkung erzielte. Ich war ärgerlich, dass diese Nebenwirkung den sonst guten Heilerfolg wieder zunichte machte.

Dann übernahm wieder einmal der Zufall die Regie. Ich fand einen Artikel in einer Salzburger Zeitung über das Salzburger Heilmoorvorkommen. Es wurde in dem Bericht als eines der besten Europas beschrieben. Neugierig wie ich war, fuhr ich gleich nach Salzburg. Die Bauern in der Moorgegend kannten mich gut, und ich bekam auf meine Fragen auch Antworten. Ein Bauer erzählte mir, dass er sogar geprüftes Heilmoor habe, welches er auch in das Salzburger Paracelsus Kurhaus liefere. Wir fuhren dann hinaus zu seinen Moorparzellen und er zeigte mir seine geprüften Moorstiche. Er bot mir an, so viel von dem Moor zu nehmen, wie ich bräuchte.

Als ich so vor einem cirka drei Meter tiefen Moorstich stand, sah ich, dass so ein Moorstich aus verschiedenen Schichten bestand. Sie unterschieden sich deutlich voneinander in der Farbe und der Zusammensetzung. Die Firma, für die ich bisher die Heilmoorprodukte verkaufte, hatte mich nur wenig über die Zusammensetzung und den Inhalt ihrer Produkte aufgeklärt. Deshalb konnte ich nun nicht beurteilen, welche Schicht die Beste war. Nach längerem Betrachten entschied ich mich für eine Schicht in zwei Meter Tiefe. Wir fuhren zurück zu dem Bauern und er zeigte mir die Analyse von seinem Moorstich. Genau die Schicht, die ich ausgewählt hatte, war in der wissenschaftlichen Bodenanalyse als das beste Heilmoor ausgewiesen.

Dieses feine Gespür für das Gute und Richtige kam mir später bei der Entwicklung meiner Produkte noch oft zugute. Nun galt es festzustellen, ob man von diesem Moor auch Verstopfung bekam, wie von dem anderen Moor das ich kannte. Ich stellte meine erste eigene Moortrinkkur her und trank diese im Selbstversuch zusammen mit meiner Frau zwei Wochen lang, mehrmals am Tag. Keiner von uns beiden bekam eine Verstopfung. Das machte mich jetzt erst recht neugierig, und so ließ ich in einem Labor eine Feinanalyse machen. Ergebnis dieser Analyse war, dass dieses Heilmoor wirklich von hervorragender Qualität war. Nun wusste ich, dass Moor eben nicht gleich Moor ist und seine Wirkung von seiner Qualität abhängt.

In dieser Zeit baten mich immer öfter Bekannte um meine selbstgemischten Tees und Trinkkuren. Trotzdem dachte ich zu diesem Zeitpunkt noch nicht an eine Selbstständigkeit und verkaufte weiterhin Legehennen an die Bauern. Eines Tages sah ich auf einem Bauernhof zwei abgemagerte, tote Kälber liegen. Der Bauer erzählte mir, dass sie an einem ansteckenden Durchfall gestorben waren. Auch auf den Nachbarhöfen starben die Kälber an diesem Durchfall, trotz der Spritzen und Medikamente vom Tierarzt. Er zeigte mir noch drei Kälber in seinem Stall, die so aussahen, als ob sie den morgigen Tag nicht erleben würden. Ich dachte an meine Großmutter, die mir als Kind immer ein sehr bitteres Kräutergetränk gekocht hatte, das ich trinken musste, wenn ich zu viel unreifes Obst gegessen hatte und Durchfall bekam. Aber ob man das mit diesen Kälbern vergleichen konnte? Es schien mir einen Versuch wert zu sein. So wie die Tiere aussahen, war nicht mehr viel Schaden anzurichten. Ich musste damals zu vier Apotheken fahren, um alle Kräuter zu bekommen, die ich für das Getränk brauchte. Als ich dem Bauern bei meinem Besuch gesagt hatte, dass ich ihm noch am gleichen Tag ein Kräutertrankl für seine restlichen kranken Kälber bringen würde, lachte er und sagte: „Wenn du diese Kälber vor dem Tod retten kannst, bist du ein Wundermandl." Ich machte dann zu Hause das Kräutergetränk und fuhr gegen Abend wieder zu dem Bauern. Ich sagte ihm: „Dies Trankl gibst du deinen Kälbern alle drei Stunden, fünf Esslöffel voll. Mehr als sterben können sie sowieso nicht mehr." „Da hast du recht" sagte er. Wir vereinbarten, dass ich ihn am nächsten Morgen anrufen würde, um mich nach den Kälbern zu erkundigen. Es wurde auch für mich eine schlaflose Nacht. Schon um sieben Uhr Früh rief ich den Bauern an. Er sagte: „Ich glaube du bist doch ein Wundermandl. Die drei Viecher hüpfen wieder im Stall umher. Der Durchfall ist weg."

Dieser Erfolg sprach sich wie ein Lauffeuer bei den Bauern in der ganzen Umgebung herum. Ich konnte kaum noch genug von diesem Mittelchen herstellen. Wie sich schon bald herausstellte, wirkte es bei kleinen und großen Tieren gleichermaßen. Später gab ich dann auch noch das Tiermoor dazu, weil sich so die Darmflora schneller wieder aufbaute und sich die Tiere schneller erholten. So viel Erfolg gefiel einem Tierarzt gar nicht, und so flatterte mir bald eine Anzeige wegen Kurpfuscherei ins Haus. Die Strafe wurde auf 1000 Schilling festgelegt. Das war zu der damaligen Zeit ziemlich viel Geld.

In der Zwischenzeit war meine Frau schwer erkrankt. Sie litt seit Jahren an einer chronischen Halsentzündung. Diese wurde über Nacht wieder akut und sie bekam hohes Fieber. Weil ihr Hals zugeschwollen war und sie nichts mehr sagen konnte, befürchtete ich, sie könnte Scharlach haben. Ich rief den Arzt, der ihr ein starkes Medikament, von dem sie pro Tag nur eine halbe Tablette nehmen durfte, verschrieb. Diese Medizin wirkte wie eine Bombe. Meine Frau lallte nur noch wirres Zeug. Das machte mir so große Angst, dass ich in meiner Not etwas ganz Verrücktes tat. Ich kochte ein Gurgelwasser aus den Kräutern, aus denen ich das Mittel für den Kälberdurchfall gemacht hatte und gab noch ein paar weitere Kräuter dazu. Schluck für Schluck gab ich es ihr in den Mund und, da sie nicht gurgeln konnte, drehte ich sie von einer Seite zur anderen. Das machten wir einen halben Tag lang stündlich.

Nach sechs Stunden konnte sie wieder so sprechen, dass ich sie verstehen konnte. Wir setzten die Behandlung auch in der Nacht fort. Am nächsten Tag war die Entzündung so weit abgeklungen, dass sie selbst gurgeln konnte. Nach zwei Tagen war die Halsentzündung vollkommen weg und nach vier Tagen konnte meine Frau wieder aufstehen. Die Tabletten des Arztes hatte sie nur einmal genommen und so wussten wir, dass nicht das Medikament die schnelle Genesung bewirkt hatte, sondern das Gurgelwasser. Meine Frau gurgelte noch acht Wochen lang täglich drei Mal und heilte damit ihre chronisch kranken Mandeln vollkommen aus. Dass heute genau dieses Gurgelwasser zu den beliebtesten Anwendungen zählt, wundert mich nicht.

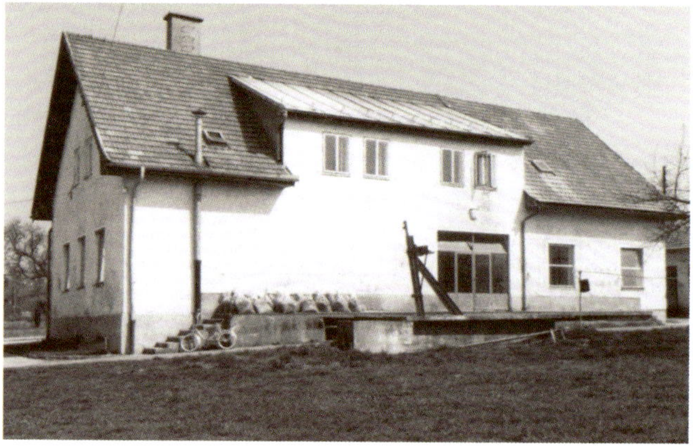

Hier begann vor 35 Jahren mein Lebenswerk

Mein Lebenswerk

Diese guten Erfahrungen mit der Heilung meiner Frau und meiner eigenen begeisterten mich so, dass ich mich entschloss, der Sache nun auf den Grund zu gehen. Ich hatte schon seit längerer Zeit keine Lust mehr, Produkte für andere Firmen zu verkaufen. Deshalb ging ich zur Wirtschaftskammer und reichte einen Gewerbeschein für die Herstellung von Heilmoor- und Kräuterprodukten ein.

Da ich schon drei Jahre mit den fremden Moorprodukten gearbeitet hatte, bekam ich anstandslos den Gewerbeschein. Ich erkundigte mich beim Gesundheitsministerium, was es brauchte, um Moor- und Kräuterpräparate selbst herstellen zu dürfen. Da erfuhr ich, dass diese unter das Lebensmittelgesetz fallen und es dafür sehr strenge Auflagen gibt. Man durfte diese nur als Verzehrprodukte anmelden, aber weder Hinweise darauf geben, gegen welche Krankheiten sie wirken, noch Organe aufführen, für die sie nützlich sind.

So meldete ich als erstes das Gurgelwasser und das Präparat gegen den Durchfall bei Tieren an. Der Grundstein für unsere eigene Firma, die „SonnenMoor Erzeugung und Vertriebs GmbH", war gelegt. Das Moor und die Kräuter hatten mich nun endgültig in ihren Bann gezogen und ich meldete im Laufe der Jahre noch viele weitere Moor- und Kräuterprodukte an.

Meine tüchtige Frau unterstützte mich, wo immer sie nur konnte. Sie nahm sich neben der Kindererziehung gleich den Finanzen unserer Firma an, was unserem Unternehmen in den ganzen Jahren immer gut getan hat. Aber auch unsere drei Kinder mussten mit anpacken. Daneben verkaufte ich noch immer Küken an die Bauern. Das gab mir Zeit, meinen eigenen Kundenstamm aufzubauen und sicherte unser Einkommen.

Unseren Firmennamen "SonnenMoor" habe ich mir schützen lassen und unser Markenzeichen, eine Sonne im Fünfeck, selbst gezeichnet. Die Küche meiner Frau war unsere erste Produktionsstätte. Und weil es schon damals viele kranke Menschen gab, die Mittelchen gut halfen und auch gut vertragen wurden, wurde die Mundpropaganda immer erfolgreicher und der Platz in der Küche immer enger.

Dass sich unser Erfolg schneller als erwartet einstellte, hatten wir wieder einmal einem glücklichen Zufall zu verdanken. Eine Frau aus Wien war bei einem Bauern im Salzburger Land zu Besuch und zwar in der Gegend, in der ich zuvor den vielen Kälbern mit meinen Mittelchen helfen konnte. Der Bauer erzählte ihr die Geschichte und gab ihr meine Adresse. Diese Frau hatte schon seit langem eine starke Zahnfleischentzündung, für die sie in Wien bisher kein Mittel zur Heilung gefunden hatte. Ich gab ihr das Gurgelwasser, weil es bei allen anderen Entzündungen in Mund und Rachen auch so gut wirkte. Nach wenigen Tagen war die Zahnfleischentzündung abgeheilt. Von diesem Erfolg erfreut, erzählte sie ihr Erlebnis gleich nach ihrer Heimkehr einem bekannten Reporter einer großen Wiener Zeitung. Dieser rief mich an und besuchte uns. Er schrieb dann einen zweieinhalb Seiten langen Artikel über unsere Produkte. Eine bessere und billigere Reklame für meine Mittel hätte ich mir gar nicht wünschen können.

Von nun an kamen täglich 50 Briefe und mehr, und ich musste diese Post beantworten. Da schilderten mir Menschen ihre Krankheiten, von denen ich viele gar nicht kannte. So beschaffte ich mir Fachliteratur und merkte immer mehr, wie wichtig es ist, zu wissen, wie die Krankheiten entstehen und welche Organe daran beteiligt sind. Es folgten nun harte Jahre des Studierens. Tagsüber arbeiten, produzieren und verkaufen, nachts lesen. Ein 18-Stunden-Tag war keine Seltenheit und es hieß lernen, lernen und nochmals lernen. Ich erfuhr vieles über die Organe, ihre Funktionen und ihre Zusammenarbeit und bekam durch die Erzählungen der kranken Menschen, die mich besuchten, ein Gespür für die Ursachen und Zusammenhänge ihrer Leiden. Da mir damals viele Menschen schrieben, dass auch ihre Leberwerte nicht in Ordnung seien, machte ich mich als nächstes daran, ein Spezialpräparat für die Leber zu entwickeln. Es dauerte gar nicht lange und ich hatte für die Leber, die Bauchspeicheldrüse, die Nieren, die Lunge, die Bronchien, das Herz, den Magen, den Darm, die Nerven, die

Mandeln und die Prostata spezielle Präparate entwickelt. Sie sind gut miteinander kombinierbar, wenn jemand mehrere Krankheiten gleichzeitig hat und haben keinerlei Nebenwirkungen.

Wie viele Forscher und Wissenschafter habe auch ich, wann immer möglich, Selbstversuche mit meinen Entwicklungen gemacht. Einmal waren wir in einem Gasthaus essen. Als der Ober die von mir bestellte Forelle brachte, stieg mir schon ein merkwürdiger Geruch in die Nase. Zuerst wollte ich den Fisch wieder zurückschicken, aber dann nutzte ich die Gelegenheit für einen Selbstversuch. Ich aß den Fisch mit der Gewissheit, dass ich es nur wenige Meter nach Hause hatte zu meinen Mittelchen. Nach ungefähr zwei Stunden bekam ich Kopfschmerzen, Durchfall, Schweißausbrüche und eine starke Übelkeit überfiel mich. Typische Anzeichen einer Fischvergiftung. Ich trank ein halbes Fläschchen meines Magenmittels und nahm einen großen Esslöffel meines Gurgelwassers dazu. Eine Stunde später wiederholte ich das Ganze noch einmal. Die Kopfschmerzen ließen langsam nach und das Fieber begann zu sinken. Ich war furchtbar schwach und zittrig und schlief sofort ein. Erst am nächsten Morgen wurde ich wieder wach. Ich hatte keinen Durchfall, kein Fieber und keine Kopfschmerzen mehr, als wäre nie etwas gewesen. Selbstversuch gelungen, Patient gerettet!

Es wäre mir nie eingefallen, mir einen 15 Kilogramm schweren Betonriegel als Selbstversuch auf den großen Zeh fallen zu lassen, um zu sehen, ob meine Mittelchen auch bei schweren Quetschungen helfen. Aber beim Bau unseres Hauses rutschte mir ein solcher Brocken aus der Hand und landete auf dem Nagel meines großen Zehs. Zu allem Unglück hatte ich auch noch Sandalen an. Das ganze Nagelbett war zerquetscht und es blutete stark. Aber was nun? Üblicherweise wäre man jetzt zu einem Arzt gegangen, der die Wunde genäht und den Nagel abgenommen hätte. Ich jedoch badete meine Zehen in einem viertel Liter Gurgelwasser, vermischt mit 50 Gramm Arnikatropfen. Dann legte ich einen Verband an und wartete, was der nächste Tag bringen würde. Am nächsten Morgen nahm ich den Verband ab und das dicke Ding an meinem Fuß, einstmals mein großer Zeh, schien auf dem Weg der Besserung zu sein. Ich habe ihn noch mehrere Tage gebadet und mit der gleichen Mischung einen Verband gemacht. Wochen später war alles abgeheilt. Auch wenn der Versuch nicht freiwillig und ziemlich schmerzhaft war, er brachte mir wichtige Erkenntnisse.

1978, sechs Jahre nach unserem Start in die Selbstständigkeit, wurde unser Wohnhaus zu klein. Unser Kundenstamm wurde von Tag zu Tag größer. Es wurde immer schwerer Herstellung, Lagerung, Versand und Verwaltung in unserem Wohnhaus unterzubringen. Meine fleißige Frau stand mir zur Seite, und weil sie mit der Verwaltung unserer Finanzen so geschickt war, konnten wir uns das ehemalige Käsereigebäude in

Anthering kaufen und umbauen. Bis 2004 produzierte und vertrieb mein ältester Sohn Siegfried meine Produkte immer in diesem mittlerweile mehrfach umgebauten Haus, bevor er dann Ende 2004 in unser neues Firmengebäude in Anthering einzog.

Ein Blick nach vorne

Es hat sich viel verändert in den letzten 35 Jahren. Wir haben einen Jahrtausendwechsel miterlebt, mit all seiner Panikmache und traurigen Nebenerscheinungen. Wir leben jetzt im Sternzeichen des Wassermanns, ein Symbol für grundlegende Veränderungen und neuen Erkenntnissen und Offenheit gegenüber Dingen, die vor Jahren so noch nicht sein durften oder konnten. Gesund sein und so lange wie möglich aktiv am Leben teilhaben, darum geht es uns heute. Ein neues Gesundheitsverständis entsteht für die natürlichen Zusammenhänge von Körper, Geist und Seele. "An jedem Zahn hängt ein ganzer Mensch" - eine neue Ganzheitsmedizin wächst heran und verbindet Hilfreiches aus klassischer und High-Tech-Medizin mit der Natur- und Erfahrungsheilkunde.

Unser Sohn Siegfried führt seit über 15 Jahren das von mir 1972 gegründete Unternehmen SonnenMoor. Mit großem Erfolg vertreibt er meine Produkte an Kunden in aller Welt. Damals wie heute verdanken wir den Erfolg vor allem den Empfehlungen zufriedener Kunden. Ihr Vertrauen und ihre Bereitschaft uns über ihre Erfahrungen zu berichten, machten es möglich, dass mein 1972 begonnenes Lebenswerk 2007 sein 35-jähriges Firmenjubiläum feiern durfte. Ihnen verdanken wir es auch, dass heute nicht nur begeisterte Privatkunden, sondern auch viele Ärzte, Therapeuten, Apotheken, Heilpraktiker, Masseure, Drogerien, Leistungssportler und Tierzüchter meine Kräuter- und Moorrezepturen verwenden und weiterempfehlen.

Ich bin heute 87 Jahre alt und des Forschens und Tüftelns nicht müde. Im letzten Jahr entwickelte ich einen neuen Magentee, einen Lebertee und einen Kräuterauszug für die Atemwege der Tiere. Und weil meine Frau und ich nicht nur arbeiten, sondern auch am Leben interessierte Menschen sind, pflegen wir noch unsere Hobbys, wie Fotografieren, Radfahren, Angeln und Reisen. Und freuen uns, trotz unseres hohen Alters noch so vieles erleben zu dürfen. Wie vor einigen Jahren unsere Reise nach Nepal in den Himalaja.

Mit großer Freude sehe ich mein Lebenswerk in allerbesten Händen und sich über Ländergrenzen hinweg ausbreiten. Und erlebe, wie die Natur- und Erfahrungsheilkunde und die Schulmedizin nun endlich immer näher zusammen rücken.
Zum Wohle des Menschen!

Wenn wir die Natur auf das reduzieren,
was wir verstanden haben,
sind wir nicht überlebensfähig.

Hans-Peter Dürr (*1929), deutscher Physiker, Alternativer Nobelpreis 1987

Kapitel 2

Die Natur und den Menschen verstehen

Meine Gedanken und Erfahrungen ...

... über den Menschen und die Gesundheit

Vorsorgen statt reparieren -„Ach hätte ich doch schon früher ..."
Ein neues Bewusstsein für Natur und Mensch
Körper-Geist-Seele - Das Ganze ist mehr als die Summe seiner Teile
„Wer kämpft, kann verlieren. Wer aufgibt, hat schon verloren."
Medizin und alternative Medizin

... über den Körper und die Organe

Die Mandeln
Die Leber
Die Nieren
Die Lunge
Das Herz und der Blutdruck
Die Nerven
Der Magen

... über das Heilmoor

Moor gestern - Moor heute
So wird aus Moor Heilmoor
Heilmoor - alte und neue Anwendungsformen

- für die Körperpflege
- zum Einreiben
- zum Trinken
- zum Baden
- für die Tiere

... über die Kräuter

Von alten Kräuterbüchern,
wirkungslosen Kräuterrezepten und der Heilpflanzenkunde.
Kräuter - und sie heilen doch!
So entstehen meine Moor- und Kräutermischungen

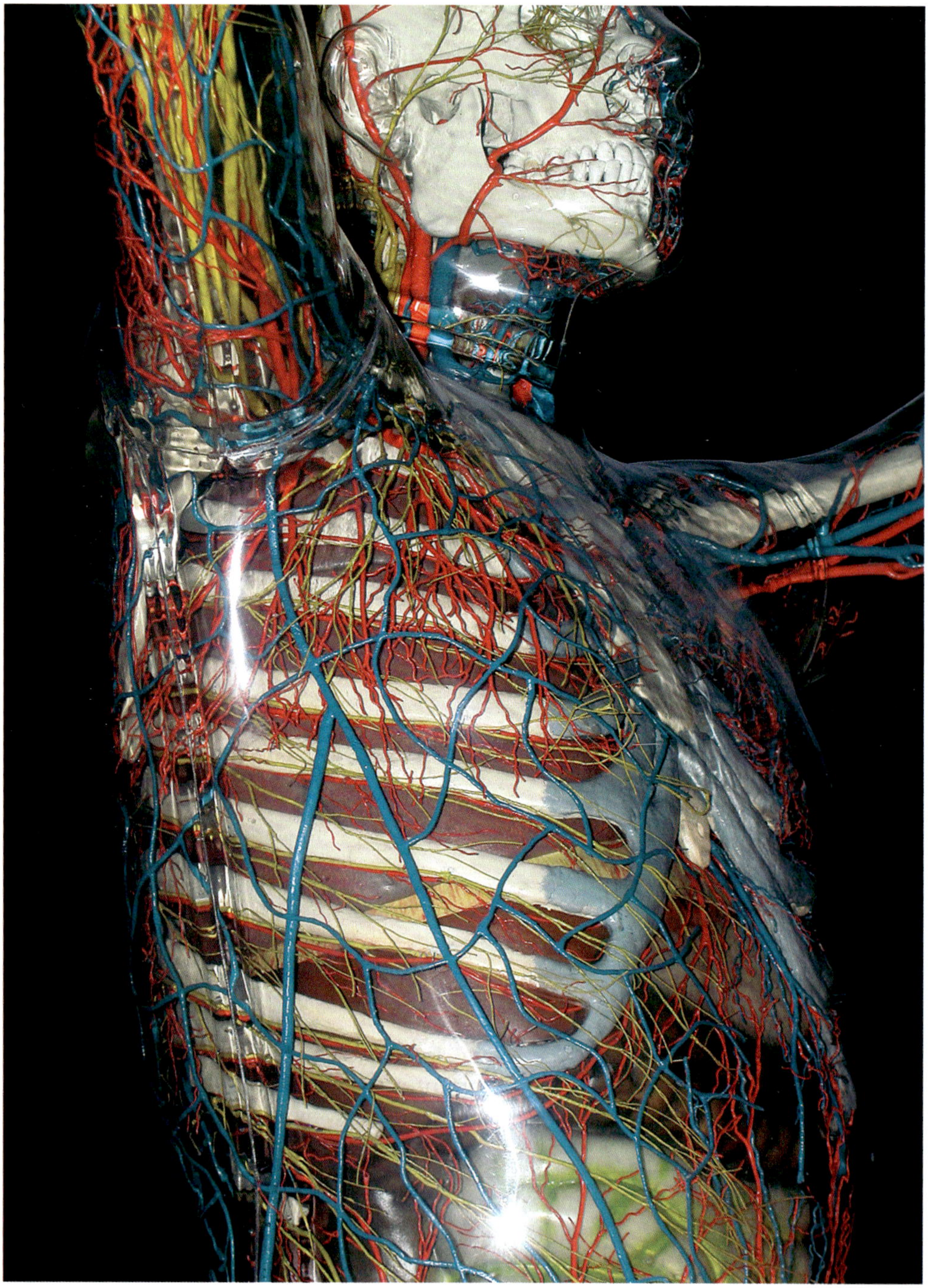

Der gläserne Mensch - Im Haus der Natur in Salzburg

Meine Gedanken und Erfahrungen ...

Das Problem mit dem Gesundwerden ist, dass die meisten Menschen erst darüber nachdenken, wenn sie krank sind. Dies ist ein großer Fehler, mit oftmals verheerenden und schmerzhaften Auswirkungen. Meine nachfolgenden Gedanken und Erfahrungen über Gesundheit, Körper und Organe sollen Sie zum Nach- und Umdenken anregen und Ihnen einfach und verständlich einige wichtige Zusammenhänge für Ihre Gesundheit nahebringen.

... über den Menschen und die Gesundheit

Vorsorgen statt reparieren

In der heutigen Konsumgesellschaft glaubt man, alles kaufen zu können. Wer aber einmal richtig krank war, der weiß, dass man sich die Gesundheit nicht wirklich kaufen kann. Wenn dem so wäre, müssten alle Millionäre weit über 100 Jahre werden. Seit 1840 nimmt die Lebenserwartung kontinuierlich zu, sie steigt jedes Jahrzehnt um zweieinhalb Jahre. Dies bedeutet, dass ein heute Neugeborenes aus einem reichen westlichen Land eine große Chance hat, älter als 100 Jahre zu werden.
Der Mensch hat sich, mit seinen immer künstlicher werdenden Umwelten und Techniken, über die Natur erhoben. Mit der Zeit könnte dies auf den Menschen als biologisches Wesen zurückfallen, beispielsweise in Form von steigender Anfälligkeit für Krankheiten oder schweren Umweltkatastrophen. Insgesamt werden wir zwar älter, aber nicht gesünder. Diese Entwicklungen werden im Laufe der Zeit zu noch mehr Sozialausgaben für unsere Gesundheit führen. Aber unser staatliches Gesundheitssystem ist selbst ziemlich krank. Schon heute werden nur noch die in Leistungskatalogen aufgelisteten Standard-Gesundheits-Rezepte verordnet. Für einen sorgfältigen Blick auf den ganzen Menschen und die Ursachen seiner Krankheit reicht das Geld schon lange nicht mehr.
Auch wenn viele Ärzte heute bereits den Zusammenhang und die Wechselwirkungen von Körper, Geist und Seele erkennen, so hindert sie das System leider daran, es in der Praxis anzuwenden. Angesichts dieser Entwicklungen wird es immer wichtiger, die Verantwortung für die eigene Gesundheit selbst zu übernehmen und durch eine natürliche, gesunde Lebensweise frühzeitig vorzusorgen.

„Ach hätte ich doch nur schon früher ..." - diesen Satz habe ich bei kranken Menschen immer wieder gehört. Ist das Leiden erst einmal da, lässt die Reue nicht lange auf sich warten. Hätte man nur schon damals auf die ersten Warnzeichen gehört. Hätte, hätte, ... Man hat aber nicht! Und warum? Weil die meisten glauben, alles reparieren oder kaufen zu können und keine Zeit für die Gesundheit haben. Wir leben in einer Zeit in der alles schnell und einfach geschehen muss. Schön, klug, reich und gesund in drei Tagen - das gibt es nicht, auch wenn die Werbung versucht, uns anderes einzureden. Man vergisst, dass Krankheit auch längere Zeit braucht, um zu entstehen. Wieso räumt man dem Gesund werden nicht dasselbe Recht ein?

Ein neues Bewusstsein für Natur und Mensch

Es ist allerhöchste Zeit, ein neues Bewusstsein für Mensch und Natur zu fördern. Das muss als erstes in den Familien beginnen. Wir müssen unseren Kindern mehr zuhören, ihre Fähigkeiten fördern und ihnen helfen, einen gesunden und glücklichen Lebensweg zu finden. Von den Kindern könnten wir viel lernen.
Gerade in den ersten fünf bis sechs Jahren haben die Eltern starken Einfluss auf ihre Kinder und könnten sie für die Natur und alle mit ihr zusammenhängenden Lebewesen und Pflanzen schon früh begeistern. Ich will jetzt nicht Handy und Computer in den Kinderzimmern verteufeln, sie haben ja auch ihr Gutes. Wichtig finde ich nur, dass man über den künstlichen, technischen und konsumorientierten Welten die Natur nicht vergisst. Vieles kann man auch über die Kinder erreichen. Man denke nur an die Mülltrennung, die im Kindergarten begonnen hat und von dort in die Familien nach Hause getragen wurde. Heute ist die Mülltrennung schon bei den meisten Menschen tief verwurzelt.

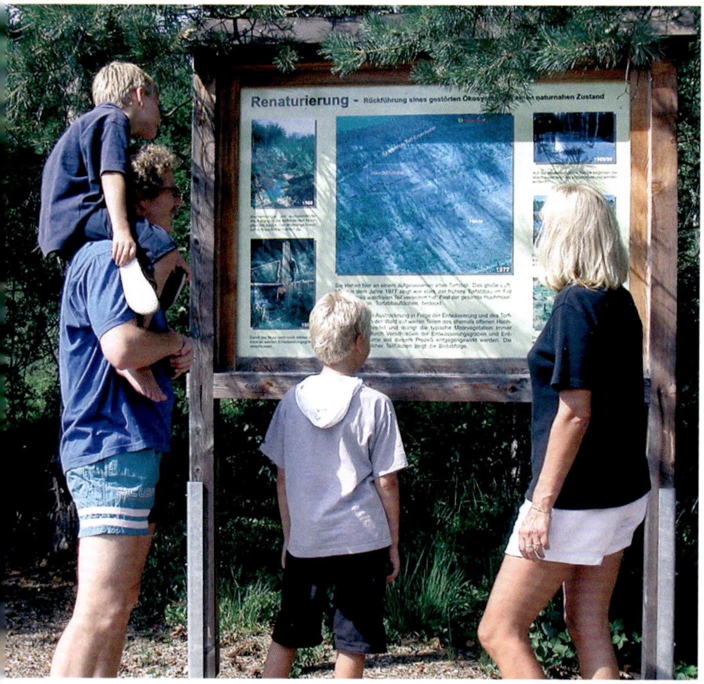

Als verantwortliche Erwachsene haben wir die Verpflichtung unseren Nachkommen gegenüber, unserer Erde und deren Lebewesen wieder mehr Respekt entgegen zu bringen. Vieles würde nicht geschehen oder notwendig sein, wenn wir uns mehr Zeit für unsere Kinder nähmen, ihnen die Natur, Tier- und Pflanzenwelt, deren Teil wir ja alle sind, näher brächten und diese selbst mit mehr Ehrfurcht behandelten. Wenn wir dieses Bewusstsein in den Familien schaffen und es selbst unseren Kindern im Alltag vorleben, sind wir auf einem guten Weg. Ein bayerischer Minister antwortete einmal auf die Frage, wie es denn um das Umweltbewusstsein der Bürger bestellt sei: „Jeder will zurück zur Natur, aber keiner zu Fuß." Umwelt und Natur - ja bitte, aber dafür sich anstrengen, etwas leisten, vielleicht sogar einmal auf etwas der Umwelt zuliebe zu verzichten? Dann eher doch nicht. Unser heutiger Wohlstand, der auch durch wirtschaftlich orientierten Raubbau an der Natur entstanden ist, ist ein Kredit, den wir unseren Kindern und Enkelkindern hinterlassen und den sie sicherlich nicht werden tilgen können.

Körper-Geist-Seele - Das Ganze ist mehr als die Summe seiner Teile

Wenn wir jetzt den Menschen als Ganzes betrachten, also mit Körper, Geist und Seele, aus denen er ja schon immer bestand - was aber lange Zeit ignoriert wurde - dann kann man schon verstehen, warum sich heute so viele Menschen krank fühlen. Ganzheitliche Gesundheit bedeutet, gesund an Körper, Geist und Seele. Nicht alle, aber viele Krankheiten, haben ihren Ursprung in der fehlenden Harmonie zwischen diesen Einheiten. Schlechte Gedanken, falsche Lebensgewohnheiten und Störfelder lösen Krankheiten aus oder verhindern den Gesundungsprozess. Auch Leistungsdruck, Terminstress und die Angst vor dem Verlust des Arbeitsplatzes machen müde, depressiv oder krank - wie neue wissenschaftliche Studien beweisen. Die Umweltverschmutzung war früher geringer und die Zeit nicht so schnelllebig. In den letzten 20 Jahren hat der Druck am Arbeitsplatz, der Zwang erfolgreich zu sein und viel zu leisten deutlich zugenommen. Heute hat fast jeder ein Handy, ist überall erreichbar und alles muss schnell gehen. Eine Entwicklung, die auch unsere Ernährungsgewohnheiten verändert hat. Mit den Anforderungen unserer schnelllebigen und hochtechnisierten Welt fühlen sich viele Menschen überfordert. Sie halten den seelischen Druck nicht mehr aus, finden keine Ruhe und treiben so mit ihrem Körper Raubbau. Es ist möglich, dass diese Form des körperlichen Raubbaus anfangs nur einen Teil des Körpers schwächt. Hält dieser Zustand länger an, bleiben Folgeerkrankungen nicht aus. Eine Abwärtsspirale beginnt sich zu drehen, aus der sich viele Menschen nicht mehr selbst befreien können. Nicht selten wird Krankheit auch benutzt, um sich vor den Anforderungen des Alltags zu schützen. Wer krank ist, muss nicht leisten. Wer krank ist, bekommt Aufmerksamkeit und Zuwendung. Will man wirklich gesund werden und bleiben, muss man diese „Störfelder" aufdecken und beseitigen. Vor allem muss man ehrlich zu sich selbst sein, so unangenehm und anstrengend das alles auch auf den ersten Blick erscheinen mag. Für ein gesundes, glückliches Leben lohnt es sich allemal.

„Wer kämpft, kann verlieren. Wer aufgibt, hat schon verloren." Bertolt Brechts Worte möchte ich meinen kranken Lesern ganz besonders ans Herz legen. Es gibt Menschen, die sich selbst aufgeben, weil sie schon so lange krank sind und bis jetzt nirgendwo Hilfe gefunden haben. „Mir hilft nichts mehr, was soll ich noch herum probieren?" Überlegen Sie sich einmal, ob Sie wirklich alle Möglichkeiten genutzt haben.

Der bekannte Radfahrer Lance Armstrong, jahrelang selbst schwer krebskrank, gewann danach gleich viermal die Tour de France. In einem Interview sagte er dazu: „Ob du erzählt bekommst du hättest eine 90-prozentige Chance, eine 50-prozentige oder eine 1-prozentige spielt keine Rolle. Du musst glauben und du musst kämpfen!"

Medizin und alternative Medizin

Eine erfreuliche Entwicklung ist, dass heute viele Menschen offener gegenüber Neuem sind. Gerade die jüngere Generation zwischen 25 und 40 Jahren ist kritischer, wenn es um ihre Gesundheit geht. Vieles wird in Frage gestellt, so auch die Notwendigkeit, bei jeder Kleinigkeit gleich ein Medikament zu schlucken. Es freut mich besonders, dass diese jungen Menschen Anweisungen hinterfragen, sich nicht alles verkaufen und einreden lassen und selbstbewusst auch beim Arzt um Alternativprodukte nachfragen. So mancher Arzt ist offen für solche Anliegen, und in mir keimt die Hoffnung auf, dass es doch noch ein Miteinander von Schulmedizin und alternativen Heilmethoden geben wird. Die Schulmedizin kann heute mit ihren Medikamenten schnell am Krankheitsherd wirken und das Symptom heilen. Der Auslöser, die tatsächliche Ursache für die Krankheit, bleibt dabei aber häufig bestehen. Anders bei der Naturmedizin. Sie betrachtet den gesamten Menschen, sucht und behandelt die Hintergründe und Zusammenhänge, die Auslöser der Krankheit. Sie wirkt, und das gereicht ihr oft fälschlicherweise zum Nachteil, langsamer. Wie gut wäre es um unser aller Gesundheit bestellt, würden Schul- und Alternativmedizin miteinander arbeiten und sich ergänzen wo es sinnvoll und notwendig ist. Es gibt schon viele Ärzte, die zu dieser Erkenntnis gekommen sind. Aber als Teil unseres selbst ziemlich kranken Gesundheitssystems, bleibt ihnen oft keine andere Wahl als Diagnosen im 10-Minuten-Takt zu stellen. Leider ist das Ziel unseres jetzigen Gesundheitssystems vorrangig Kosten zu sparen und nicht dem Menschen beim Gesundbleiben zu helfen. Manchmal sind aber auch die Patienten zu ungeduldig und nehmen sich für das Gesundwerden nicht die dafür notwendige Zeit.

Es stellt sich auch die Frage, was Alternativmedizin eigentlich ist. Denn die ersten Heilmittel für die Menschen kamen aus der Natur, wie die Mineralien, die Kräuter und das Moor. Erst als man ihre wertvollen Wirkstoffe analysieren konnte, war die Pharmaindustrie in der Lage, synthetische Wirkstoffe für ihre Medikamente herzustellen. Leider Gottes hört man auch immer wieder von Bestrebungen der Interessensvertretungen der Ärzte, der Alternativmedizin das „Handwerk legen" zu wollen. Angeblich bewirken Aromatherapie, Farbtherapie, Reiiki, Bioresonanz oder Bachblüten rein gar nichts, schaden dem Patienten und wollen ihm nur das Geld aus der Tasche locken. Sicherlich gibt es, wie überall, auch in der alternativen Medizin schwarze Schafe. Schwerkranke

Menschen klammern sich gerne an jeden noch so kleinen Strohhalm. Dieses nutzen unseriöse Anbieter auch im Bereich der alternativen Heilmethoden aus. Es wäre aber engstirnig, alle über einen Kamm zu scheren und sich den vielen wertvollen Heilungsmöglichkeiten, die die Natur uns bietet, deswegen zu verschließen.

Wenn die Menschen zu mir kommen, nehme ich mir Zeit für sie. Solche Gespräche dauern oft eine Stunde oder länger. Ich höre zu und gehe auf den Menschen, der mir gegenüber sitzt, ein. Manchmal sind diese Gespräche schon der erste Schritt zur Genesung. Denn wo kann man sich heute noch so richtig aussprechen? Wo hört einem noch jemand zu? Viele Menschen kommen zu mir, um ihr Herz auszuschütten, in der Hoffnung, dass ich ihnen helfen kann. Im Gespräch kommt heraus, dass sie die Ursachen der Probleme, die sie haben, oft selbst erkennen. Man muss sie reden lassen, ihnen zuhören, aber auch hinterfragen und auf sie eingehen, dann geben sie sich die Antworten auf ihre Fragen oftmals selbst. Eines ist mir in den über 30 Jahren als Moor- und Kräuterheiler bewusst geworden: Es kann sich jeder nur selbst heilen. Man kann den Menschen begleiten, Wissen vermitteln, ihm wirksame Mittel empfehlen und ihn bei seinen Bemühungen gesund zu werden unterstützen. Die so genannte „Hausaufgabe", nämlich die Störfelder beseitigen, Veränderungen Schritt für Schritt umsetzen und die Mittel regelmäßig einnehmen, das muss er selbst. Wenn er dieses verstanden hat, ist der wichtigste Schritt auf dem Weg zum Gesund werden schon getan.

... über den Körper und die Organe

Meiner Erfahrung nach hat jeder Mensch irgendeinen Schwachpunkt im Körper. Ob durch Vererbung, Umwelteinflüsse, Disharmonien, oder durch falsche Lebensgewohnheiten - plagen den Einen die Gelenke, drückt den Anderen der Magen, oder sind die Psyche und das Immunsystem geschwächt. Durch frühzeitige Vorsorge kann man gerade hier mit Mitteln aus der Natur verhindern, dass eine schwere Krankheit entsteht. Obendrein kommt dazu, dass ein krankes Organ selbst verschiedene Krankheiten auslösen und andere Organe krank machen kann.

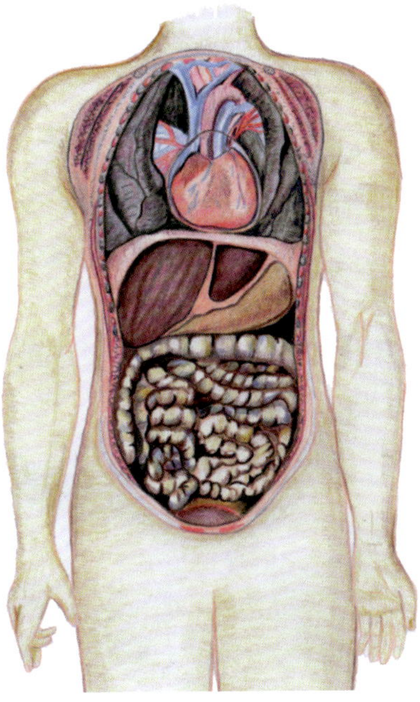

Ich bin kein Mediziner, doch hatte ich in den letzten 35 Jahren mit tausenden kranken Menschen zu tun. Ich habe ihnen aufmerksam zugehört und dabei vieles gelernt und entdeckt. Ein besonderes Anliegen meines Buches ist, Sie zur Vorsorge und zum Nachdenken über Ihren Körper anzuregen. Deshalb will ich Ihnen hier ein paar wichtige Zusammenhänge in Ihrem Körper verständlich machen. Mit den hier von mir geschilderten schweren Krankheitsverläufen will ich Ihnen keine Angst einflößen, sondern Ihnen nur bewusst machen, wie schnell aus einem kränkelnden, geschwächten Organ ein schweres Leiden werden kann. Und wie wichtig es ist, frühzeitig dem entgegenzuwirken.

Die Mandeln

Die Mandeln sind wichtige Abwehrorgane des Körpers gegen Krankheiten. Eine oft unterschätzte Krankheit ist die Mandelentzündung, die auch Angina genannt wird. Meist erkrankt man als Kind daran und hat, ohne es zu wissen, als Erwachsener mit den Spätfolgen zu kämpfen. Leider wird den Mandeln auch heute noch zu wenig Beachtung geschenkt, dies mag vor allem an der mangelnden Aufklärung der Eltern durch die Ärzte liegen.

Vor 56 Jahren kam meine erste Tochter zur Welt. Sie hatte mehrmals eine Mandelentzündung. Als Folgeerkrankung bekam sie bereits im Alter von sieben Jahren Herzkranzgefäßentzündung. Davon, dass eine Mandelentzündung solche verheerenden Auswirkungen haben kann, hatte ich damals noch keine Ahnung. Glücklicherweise erkannte man diese bei ihr schon früh genug und sie wurde wieder ganz gesund. Kranke Mandeln geben laufend giftige Stoffe in den Organismus ab und können bei chronischem Krankheitsverlauf auch eine Eisenmangel-Anämie zur Folge haben. Ein sinkender Blutdruck und Dauermüdigkeit können erste unangenehme Anzeichen dafür sein. Es könnte dadurch zu einer Unterversorgung aller Organe kommen. Eine leichte Verkühlung kann dann bei jemandem mit empfindlichen Nieren schon zu einer Nierenbeckenentzündung führen oder gar eine Urämie (Nierenversagen) auslösen. Ob Anämie, Mittelohrentzündung, Krankheiten des Nervensystems, Herzerkrankungen oder Nierenleiden - chronisch kranke Man-

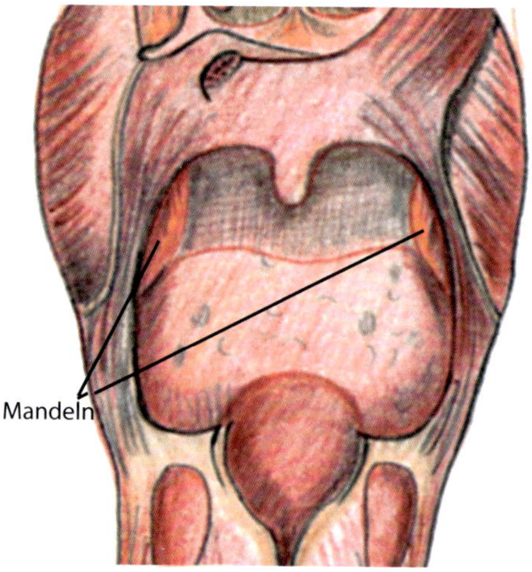

Unsere Mandeln

deln können einen schwer zu durchbrechenden Teufelskreis verursachen! Es gibt bis heute keine abschließende Antwort auf die Frage, welche Krankheiten von den Mandeln noch ausgelöst werden können. In den Jahren meines Wirkens hatte ich oft mit kranken Mandeln und ihren Folgeschäden zu tun.
Ich habe mich immer wieder gefragt, warum die Pharmaindustrie noch kein wirksames Medikament gegen die chronische Mandelentzündung erfunden hat.

Die Leber

Ihre Aufgabe ist es den Menschen gesund zu erhalten. Dabei hat sie so schwierige Aufgaben zu leisten, dass es uns selbst heute im hochtechnisierten Zeitalter unmöglich ist, ihre Leistung durch ein technisches Gerät zu ersetzen. Die Leber wiegt nur eineinhalb Kilogramm, erfüllt aber in unserem Körper sehr viele verschiedene Funktionen. Sie ist zum Beispiel für den Abbau von körperfremden Stoffen zuständig. Unsere Wohlstandsgesellschaft mutet der Leber besonders viel zu und traktiert sie mit Unmengen von Giften, wie Alkohol, Nikotin, Medikamenten, Koffein oder Lebensmittelkonservierungsstoffen. Die Leber muss das alles ganz allein und in kurzer Zeit bewältigen. Die Leber selbst besitzt keine Nerven. Deshalb kann sie sich bei Erkrankung nicht durch Schmerz bemerkbar machen. Deutliche Anzeichen einer Lebererkrankung können weißer Stuhl, gelbe Augen und starke Müdigkeit sein.

Eine wichtige Aufgabe der Leber ist der Abbau des roten Blutfarbstoffes der in Bestandteile der Gallenflüssigkeit umgewandelt wird. Ein ganz normaler Vorgang. Eine weitere

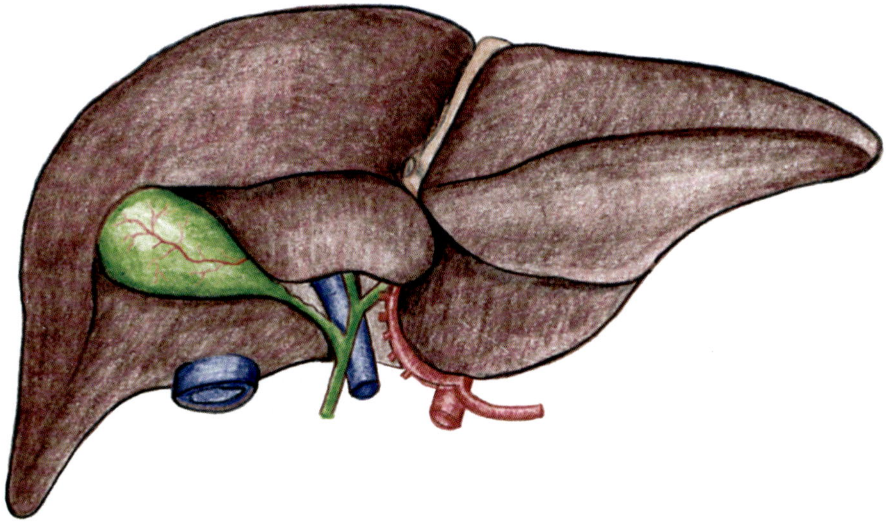

Gesunde Leber

Aufgabe der Leber ist die Erzeugung von Enzymen. Schneidet man sich beispielsweise in den Finger, schickt sie sofort Blutgerinnungsenzyme in den Körperkreislauf um die Blutung zu stoppen. Die Leber wandelt Traubenzucker (Glukose) in Leberstärke (Glykogen) um und speichert diese in Form von Leberstärke. So ist bei sportlicher Betätigung und schwerer Muskelarbeit genug von der Glukose, dem wichtigen Muskeltreibstoff vorhanden, ohne dass das Blut immer damit belastet wird.
Sie ist auch an der Erzeugung von Cholesterin und Triglyzeriden beteiligt. Dies sind für uns lebenswichtige, fettähnliche Stoffe, die wir durch unsere Nahrung aufnehmen, die aber auch unser Körper selbst in ausreichender Menge produzieren kann. Cholesterin brauchen wir zur Produktion von Vitamin D, für das Wachstum unserer Knochen, die Regulierung unseres Hormonhaushalts und für den Aufbau unserer Zellwände. Zuviele dieser eigentlich gesunden und notwendigen Blutfette legen sich in den Arterien- und Venenwänden fest und verursachen Verengungen. Dauert diese Belastung länger an, können Herzentzündungen oder Herzerweiterungen gefährliche Folgeerscheinungen sein. Eine kranke Leber kann zudem das ganze Verdauungssystem beeinflussen. Es kommt zu Störungen des Magens und der Bauchspeicheldrüse. Ein schlimmer Kreislauf wird in Gang gesetzt mit Magenschleimhautentzündungen, Bauchspeicheldrüsenentzündungen, Gallenkoliken, bis hin zu Depressionen. Wenn die Leber nicht mehr gegen die Giftstoffe ankommt, gehen immer mehr Arbeitszellen der Leber durch Fetteinlagerungen zugrunde und es kommt zur Fettleber. Wenn wir fleißig weitersündigen, beginnt die Leber zu schrumpfen. Schreckliches Endergebnis dieses langen Leidensweges ist die bis heute noch nicht heilbare Leberzirrhose (Schrumpfleber).

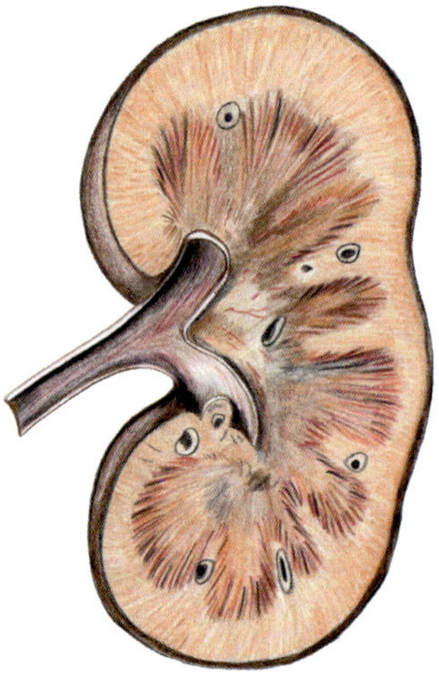

Akut entzündete Niere

Die Nieren

Wozu hat der Mensch eigentlich zwei Nieren? Das ist eine ganz weise Voraussicht der Natur. Denn die Niere lebt in unserem Körper gefährlich. Als das Filterorgan des Körpers kommt sie mit unzähligen Schadstoffen und Krankheitserregern in Berührung. Die eigentlichen Arbeitseinheiten der Nieren sind die Nephronen. Sie filtern unser gesamtes Blut täglich 220-mal und befreien es dabei von Giftstoffen und anderen harnpflichtigen Substanzen, wie Harnsäuren, Amoniak, Salzen, oder Wasser. Bei jedem Menschen sterben im Laufe seines Lebens Nephronen ab. Alte Menschen besitzen, ohne eine auffällige Nierenerkrankung durchgemacht zu haben, meist nur noch die Hälfte der Nephronen, die sie als junge Erwachsene hatten. Bei ständig steigender Lebenserwartung steigt somit das Risiko an, im Alter an einer Nierenerkrankung zu leiden. Dies bestätigt auch eine Untersuchung aus Amerika, nach der sich in den USA die Zahl chronisch Nierenkranker alle acht Jahre verdoppeln soll. Es ist gefährlich, wenn zu viele der Nephronen absterben, da sie nicht mehr nachgebildet werden können. Im schlimmsten Fall kommt es zum Nierenversagen mit Harnvergiftung (Urämie), zu deren Behandlung man sich einer Blutwäsche (Dialyse) unterziehen muss. Wie Sie sehen gibt es viele Gründe um unseren Nieren mehr Aufmerksamkeit zu schenken. Schmerzen in der Nierengegend sind nicht zu unterschätzen und ihre Ursachen sollten deshalb vom Arzt abgeklärt werden.

Die Lunge

Die Lunge ist, grob gesagt, für unseren Körper ein Gasaustauschgerät. Die Luft die wir atmen besteht aus einem Gasgemisch. Dieses setzt sich hauptsächlich aus Stickstoff und Sauerstoff zusammen und auf Grund der zunehmenden Umweltbelastungen leider auch immer mehr aus anderen, teilweise giftigen Substanzen. Das Blut, das in einem Kreislauf in unserem Körper zirkuliert, durchläuft die Lunge und wird in dieser mit frischem Sauerstoff angereichert. Anschließend wird es vom Herzen wieder durch den Körper gepumpt, um alle Organe ebenfalls mit frischem Sauerstoff zu versorgen. Ohne den Gasaustausch in der Lunge wären wir in kürzester Zeit tot. Die Luft, durch Mund und Nase eingeatmet, kommt vorgewärmt in die Luftröhre und gelangt über die Bronchien in das Lungengewebe. In diesem befinden sich feinste Blutgefäße und die so genannten Lungenbläschen (Alveolen). In den Lungenbläschen wird der Luft

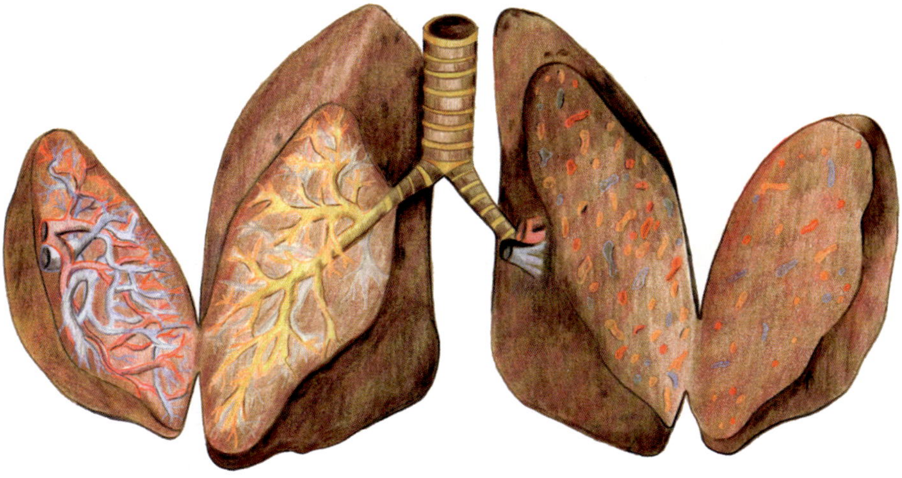

Lunge im Querschnitt

ein Teil des Sauerstoffs entzogen und in unser Blut überführt und die verbrauchte Luft wird wieder ausgeatmet.
Können die Lungenbläschen ihrer Filter- und Austauschtätigkeit nicht mehr nachkommen, und wird ein großer Teil der Alveolen arbeitsunfähig, kann ein Lungenemphysem entstehen. Dabei kann die Lunge das Blut nicht mehr mit dem nötigen Sauerstoff anreichern und die Leistungsfähigkeit aller Organe sinkt deutlich. Man fühlt sich krank und hat Schwierigkeiten Luft zu bekommen. Gegen ein Lungenemphysem gibt es derzeit noch keine Medikamente. Ein kleiner Hinweis an die rauchenden Leser: In den Bronchien sitzen an den Wänden die Zilien. Das sind kleine Flimmerhärchen, die die Schadstoffe und den Schleim aus der Lunge heraus befördern. Durch das Rauchen werden die Zilien in ihrer Funktion zerstört. Der Raucherhusten, den viele Raucher nur als ein lästiges Symptom betrachten, kann aber weitreichende Folgen haben, weil sich Viren und Bakterien ohne die reinigenden Zilien viel leichter an den Bronchien festsetzen können.

Herz und Blutdruck

Mein Hausarzt sagte mir vor vielen Jahren, als ich einmal krank war und niedrigen Blutdruck hatte: „Sei froh, dass du einen so niedrigen Blutdruck hast. Du bekommst wenigstens keinen Herzinfarkt." Von wegen. Auch meine Frau hatte immer niedrigen Blutdruck und bekam trotzdem einen Herzinfarkt. Ich habe mir damals darüber Gedanken gemacht, warum das so ist. Die Schulmedizin berechnete zu dieser Zeit den passenden Blutdruck noch mit der Formel „Das Alter und 100 dazu". Wer also 70 Jahre alt war, durfte einen Blutdruck von 170 mhg haben. Da ich schon ein bisschen vom menschlichen Körper verstand, sagte ich mir, dass das so nicht richtig sein kann. Denn bei einem 80-Jährigen sind die Wände der Blutgefäße nicht mehr so elastisch wie bei einem jungen Menschen. Da besteht die Gefahr, dass bei einem Blutdruck von 180 mhg bei einer größeren Anstrengung ein Blutgefäss platzen kann. Ich fragte mich auch, warum man bei einem niederen

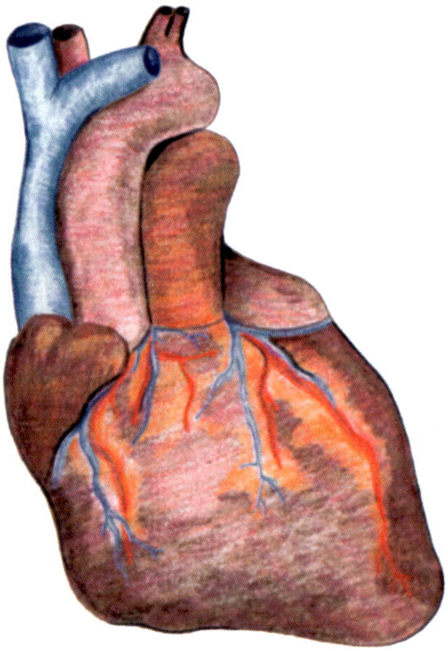

Das gesunde Herz

Blutdruck immer so müde ist, morgens nicht aus dem Bett kommt, leicht Kopfschmerzen bekommt und wetterfühlig ist. Ich erklärte es mir damals damit, dass das Herz nicht mehr die nötige Menge Blut in die Organe pumpt und diese dann unterernährt und leistungsschwach werden. Dann kann die Leber ihre circa 500 verschiedenen Aufgaben nicht mehr richtig erfüllen, die Nieren die Giftstoffe nicht mehr ausreichend aus dem Blut filtern und der Stoffwechsel kann zusammenbrechen. Kurzum - man ist ein kranker Mensch.
Zehn Jahre später entdeckte die Schulmedizin, dass das mit den Blutdruckwerten so nicht stimmt. Der Normwert für den Blutdruck wurde auch für ältere Menschen auf 135 bis 140 mhg herabgesetzt.

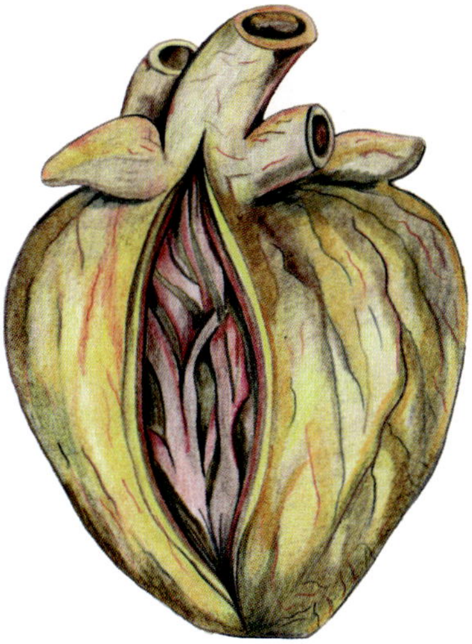

Das Fettherz-
Ergebnis eines falschen Lebensstils
und falscher Ernährung

Heute weiß man nicht nur um die verheerenden Folgewirkungen eines dauerhaft zu hohen Blutdrucks, sondern auch, dass zu niedriger Blutdruck eine ernstzunehmende Erkrankung ist und nicht lebensverlängernd wirkt. Fast ein Viertel aller Erwachsenen in den Industrieländern leiden unter Bluthochdruck. Gerade Männer sind, was ihren Blutdruck angeht, zu unbekümmert. Ein schweres Versäumnis, bedenkt man, dass ein überhöhter Blutdruck die Entstehung schwerer Krankheiten wie Herzinfarkt, Schlaganfall, Arteriosklerose, Herzmuskelentzündung, Herzerweiterung oder Nierenleiden begünstigt. Das Herz besteht zu zwei Drittel aus Muskel und zu einem Drittel aus Nerven. Das erklärt auch, dass Angst, Kummer und Kränkungen, also nervliche Belastungen jeglicher Art, zu bekannten Symptomen wie Herzrasen, starkem Herzklopfen und Beklemmung, und diese in Folge wieder zu Herzkrankheiten führen können. Herzprobleme sind oft das Ergebnis von andauernden seelischen Problemen. Aber auch umgekehrt können Herzerkrankungen seelische Probleme hervorrufen.

Die Nerven

Die Nerven sind sozusagen der „Geist“ unseres Organismus und die Voraussetzung dafür, dass wir denken, handeln, fühlen und miteinander reden können. Die Nerven leiten durch Impulse Informationen an die richtigen Stellen und Organe im Körper weiter. Kein Muskel in unserem Körper könnte sich bewegen, bekäme er nicht von ihnen einen Impuls.

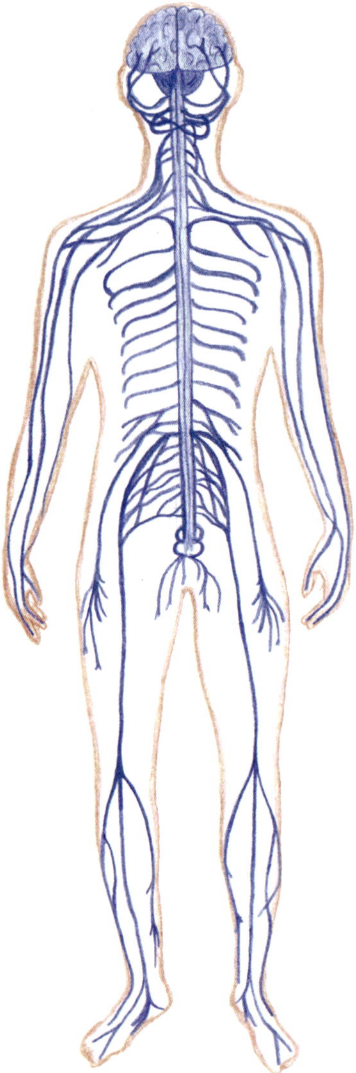

Nervenbahnen in unserem Körper

Gehirn und Rückenmark bilden zusammen das Zentrale Nervensystem – die Schaltstelle des gesamten Nervensystems. Die Aufgabe unseres Nervensystems ist die Weiterleitung und Verarbeitung von Informationen. Dies geschieht über die Nervenzellen, die kleinsten Einheiten des Nervensystems. Sie befinden sich im ganzen Körper, der größte Teil der über 100 Milliarden Nervenzellen ist jedoch im Gehirn. Damit unsere Nerven richtig funktionieren brauchen sie die richtige Nahrung. So würden zum Beispiel bei Salzmangel die Nerven die Reize nicht mehr richtig weiterleiten. Vitamine der B-Gruppe, zu finden in Käse, Milch, Vollkornprodukten oder Schweinefleisch, sind eine sehr wichtige Nervennahrung. Untersuchungen haben ergeben, dass Menschen, die zu wenig Vitamin B aufnehmen leichter erregbar und überempfindlich sind. Wer also unter dauernder Hochspannung und Stress steht oder leicht „in die Luft geht", sollte auf eine Vitamin-B-haltige Ernährung achten.

Der Magen

Der Spruch von Paracelsus „Lasst eure Nahrungsmittel eure Heilmittel und eure Heilmittel eure Nahrungsmittel sein." hat besonders für Magen und Nerven eine große Bedeutung. Qualitativ hochwertige Lebensmittel, Fett in vernünftigen Mengen, Wurzelgemüse, Vollkornprodukte und Nüsse sind Beispiele guter Nahrung für Magen und Nerven.

Durch eine hohe Belastung am Arbeitsplatz und eine häufig daraus resultierende falsche Ernährung sind die Menschen heute weniger belastbar und schneller überreizt. Die bekannteste Erscheinung dieser Entwicklung ist der „nervöse" Magen. Aufgabe des Magens ist es, die Nahrung, die wir zu uns nehmen, solange durchzukneten, bis sie mit genügend Magensäure angereichert ist und dieser Nahrungsbrei dann zur weiteren Verdauung in den Darm übergeht. Eines der ersten Anzeichen, dass etwas mit dem Magen nicht in Ordnung ist, ist eine belegte Zunge. Sie gilt auch bei Ärzten als der Spiegel unseres Magen-Darm-Bereiches. Mundgeruch und rissige Fingernägel können weitere Anzeichen für Störungen sein.

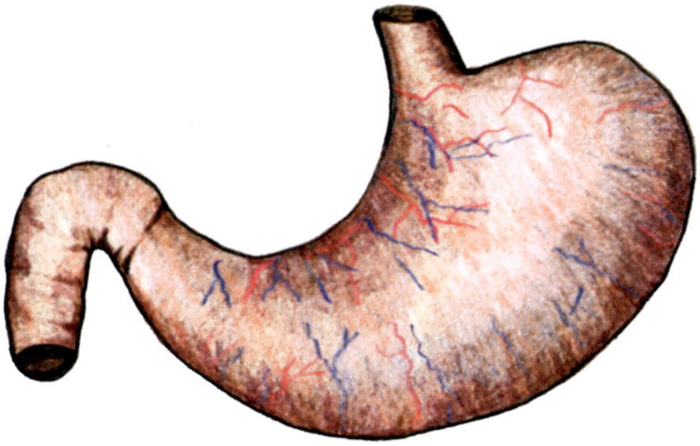

Der Magen

Heute weiß man, dass Magenerkrankungen vielfältige Ursachen haben können. Ob vererbt, durch psychische Einflüsse oder Infektionen, die Ursachen sind nicht einfach zu klären. Tatsache ist, dass sich heutzutage die Magenleiden häufen und Beschwerden über Verdauungsorgane zu den häufigsten Gründen für einen Arztbesuch gehören. Wenn der Magen nicht mehr richtig arbeitet oder überlastet ist, kommt es zu Verdauungsstörungen und Blähungen. Steuert man nicht bereits frühzeitig durch eine gesunde Ernährung gezielt dagegen, kann es zur Magenschleimhautentzündungen (Gastritis) oder zu Magengeschwüren kommen. Vor allem im Frühjahr und im Winter treten diese verstärkt auf und hinterlassen jedes Mal im Magen Narben. Und wo Narben sind, gibt es keine Drüsen mehr, die den Magen mit dem Magensaft versorgen. Die Produktion des für die Verdauung so wichtigen Magensaftes kann dadurch im Laufe der Zeit so stark gestört werden, dass in letzter Konsequenz der gesamte Verdauungstrakt krank wird und der Magen entfernt werden muss.

Die landläufige Aussage, dass es keinen gesunden Körper ohne eine gesunde Verdauung gibt, bestätigt auch die Tatsache, das sich etwa 70 Prozent aller Zellen unseres Immunsystems im Darm befinden.

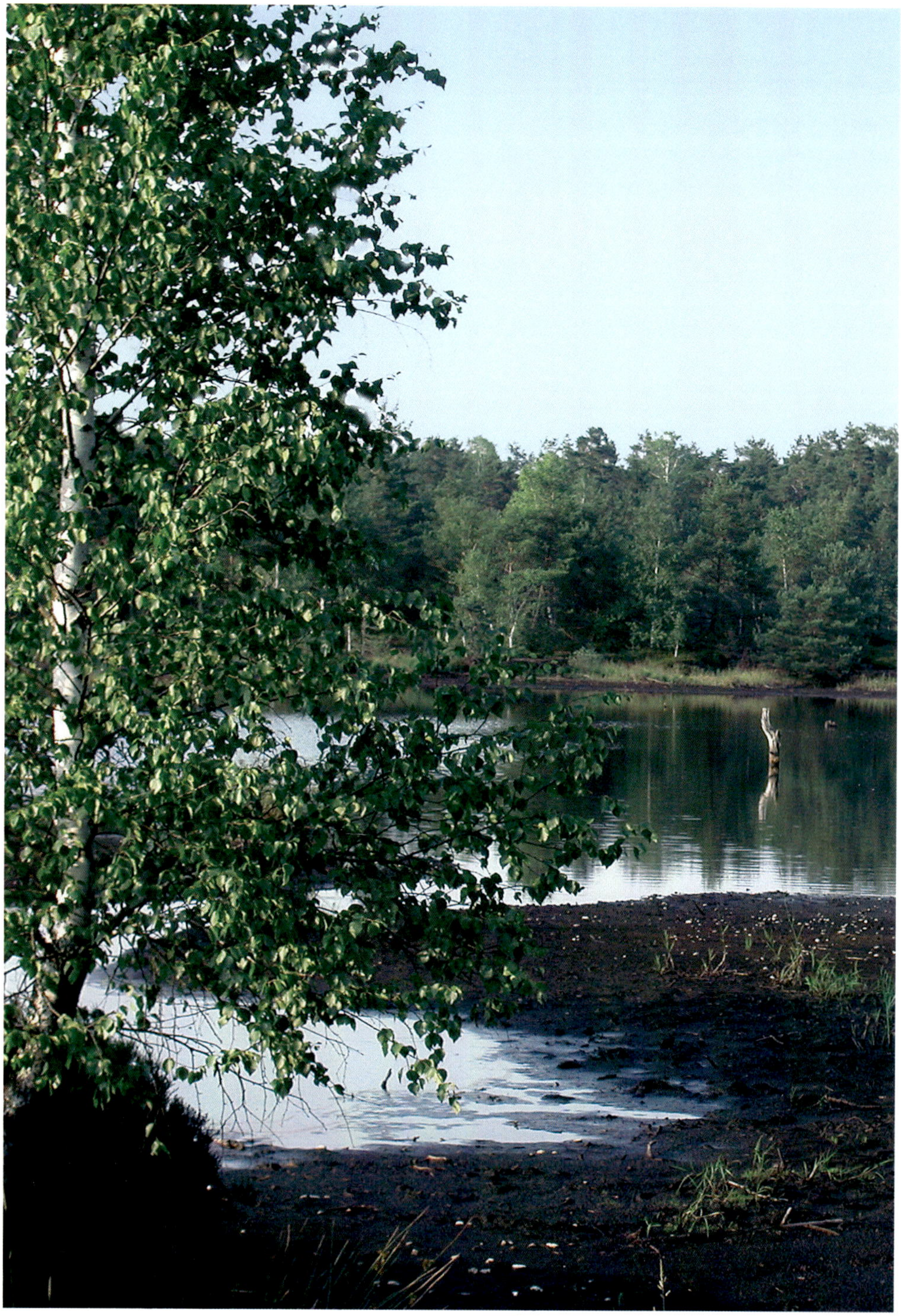

... über das Heilmoor - das „Schwarze Gold"

Moor gestern – Moor heute

Moor ist, neben Mineralien und Kräutern, eines der ältesten Heilmittel der Geschichte. Seine Wirkung als Heilmittel hat der Mensch schon vor tausenden von Jahren durch Beobachtung der Tiere entdeckt, als sich verletzte Tiere instinktiv ins Moor legten, um ihre Wunden zu heilen. Das brachte den Menschen auf die Idee, diesen tiefschwarzen Naturstoff auch für sich selbst zu nutzen. Das Moorbad darf sich zu Recht zu den ältesten Heilmethoden der Welt zählen, noch heute existieren Moorheilbäder, die bereits im 14. Jahrhundert urkundlich erwähnt wurden.

Heilmoor gilt heute in der klinischen Medizin als natürliche Wunderwaffe und wird selbst bei schweren und bei chronischen Krankheitsbildern in unterschiedlichen Anwendungsformen eingesetzt. Seine nachhaltige Wirkung als entzündungshemmendes, muskelaktivierendes, schmerzstillendes und kräftigendes Heilmittel ist mittlerweile mehrfach wissenschaftlich bestätigt. Zudem hat das Moor eine wunderbar ausgleichende Wirkung auf den gesamten Organismus .

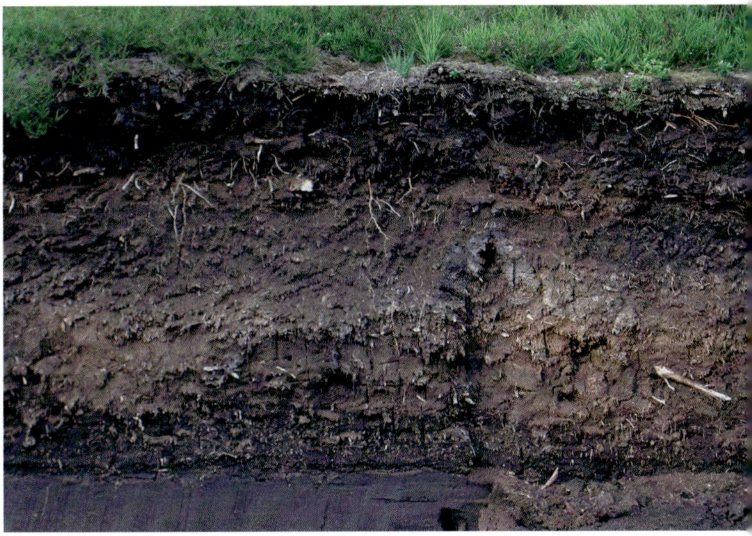

Ein Moorstich mit unterschiedlichen Schichten

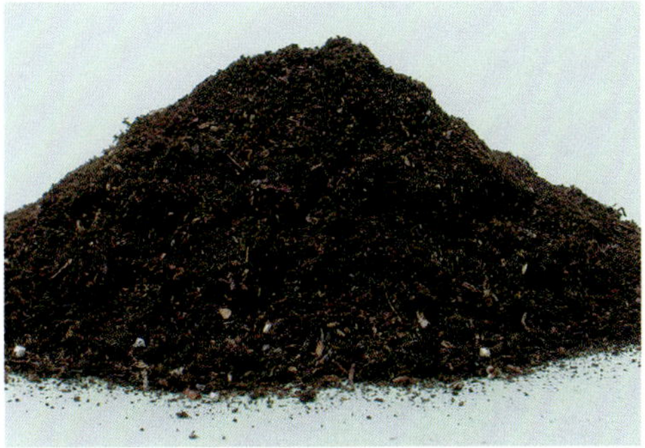

Moor vor der Verarbeitung

Die Wärmewirkung des Moores wurde schon früh von den Bauern erkannt. Sie nutzten früher sogenannte Moorbriketts zum Heizen.

Heute darf Moor nur noch mit staatlicher Genehmigung verwendet und in registrierten Moorparzellen abgebaut werden. Der Grund für den staatlich regulierten Abbau liegt in der langen Entstehungsdauer des Moores.

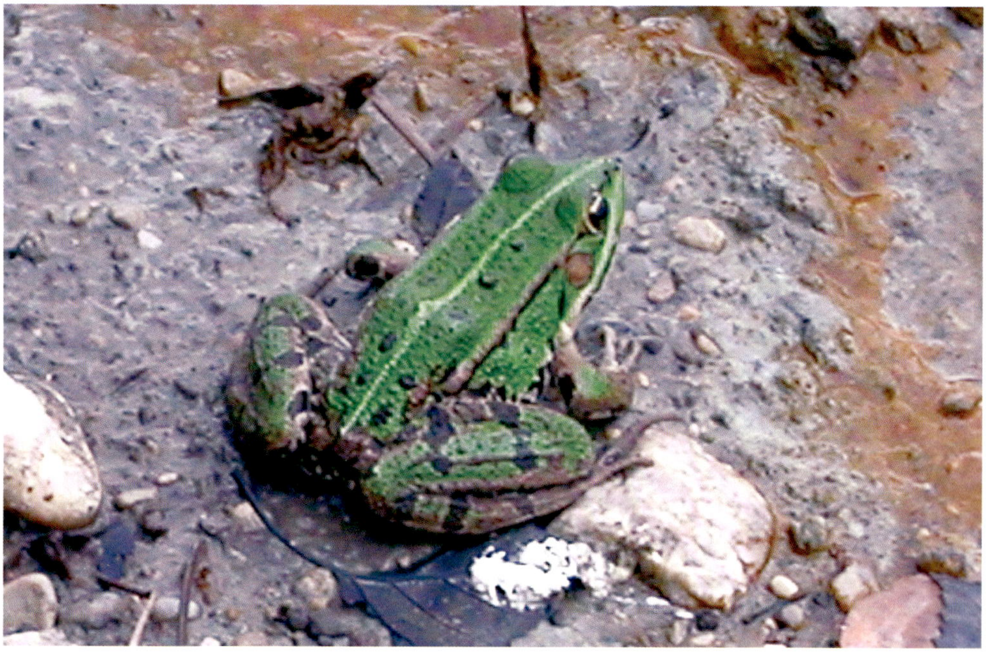

Abbildung oben: Lebendige Tierwelt im Moor, z. B. der Moorfrosch
Abbildung unten: Ansicht eines Moorstiches im Schönramer Moor. Nicht jeder Moorstich ist von gleich guter Qualität.

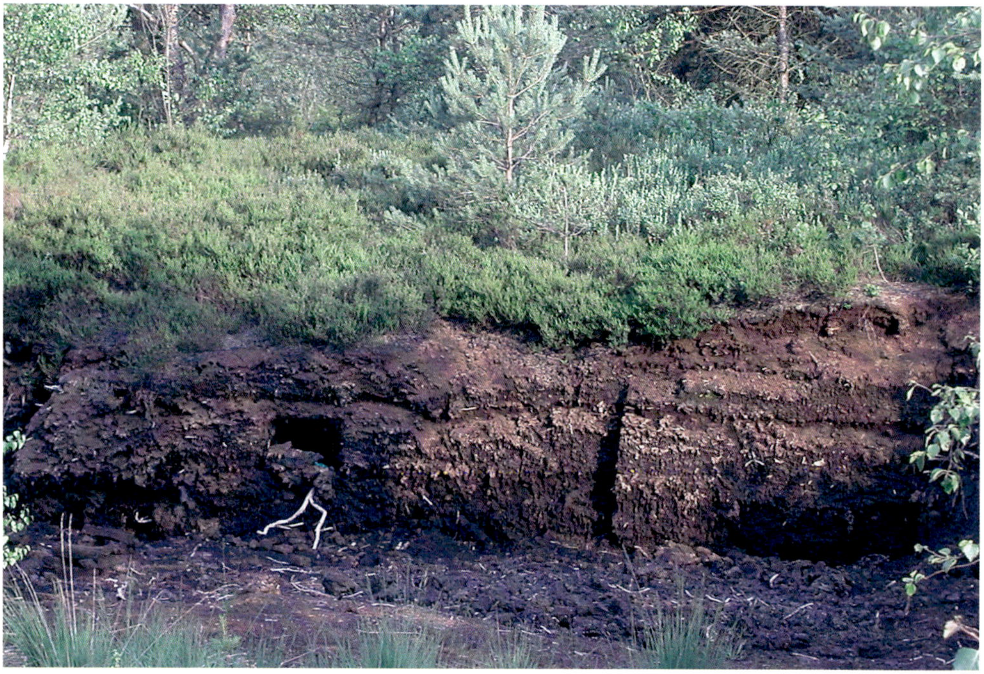

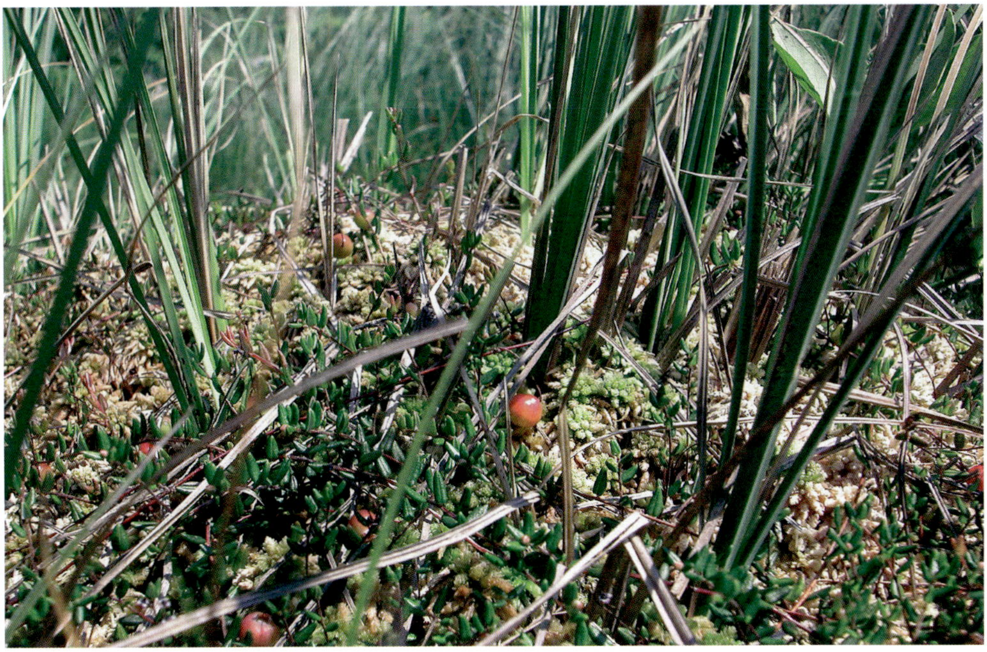

Abbildung oben und unten:
Lebendige Pflanzenvielfalt mit seltenen Farnen, Kräutern, Flechten und Gräsern im Niedermoor.

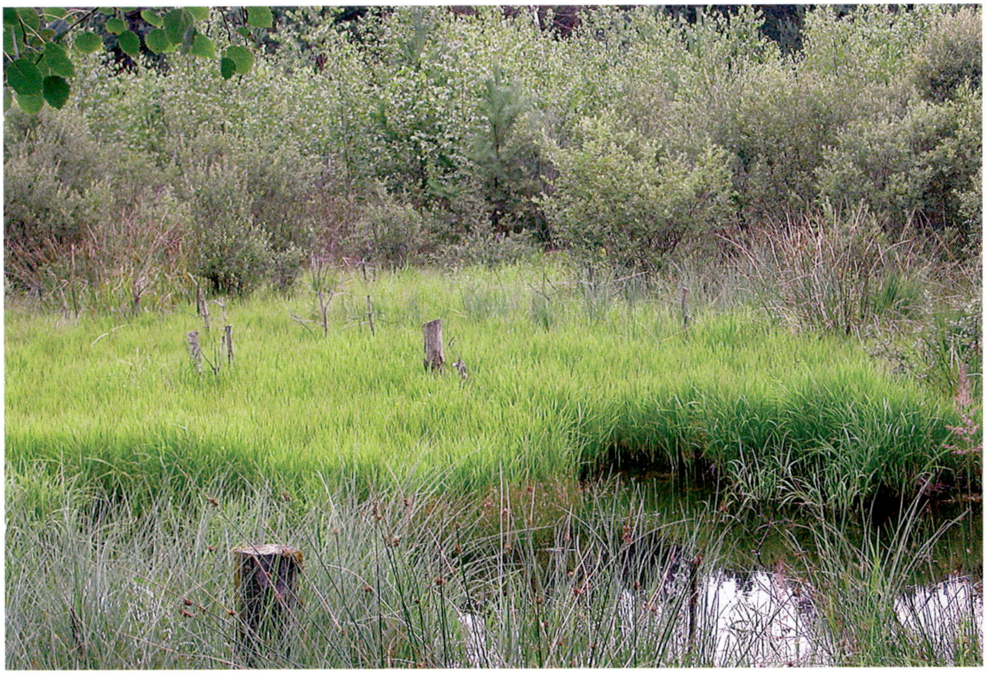

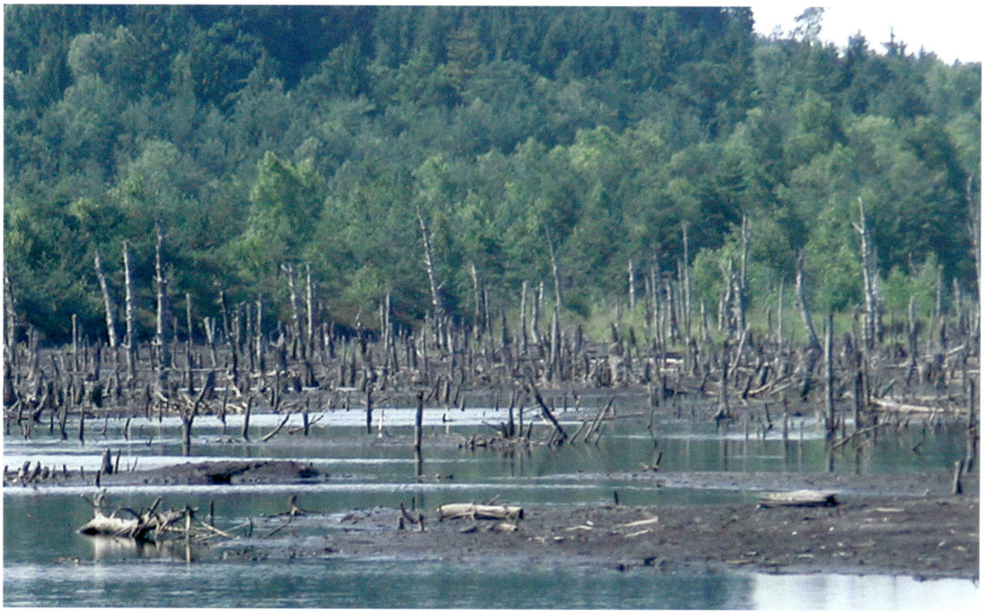

Es gibt Hochmoore und Niedermoore. Sie unterscheiden sich hautpsächlich durch ihre Wasserversorgung. Niedermoore benötigen reichlich Grundwasser und entstehen klimaunabhängig durch Vernässung des Grundwassers und verlandeten Seen. Sie erheben sich kaum über den Grundwasserspiegel, und beheimaten auf Grund ihres starken Zersetzungsgrades und ihrer Nährstoffe eine artenreiche Tier- und Pflanzwelt.

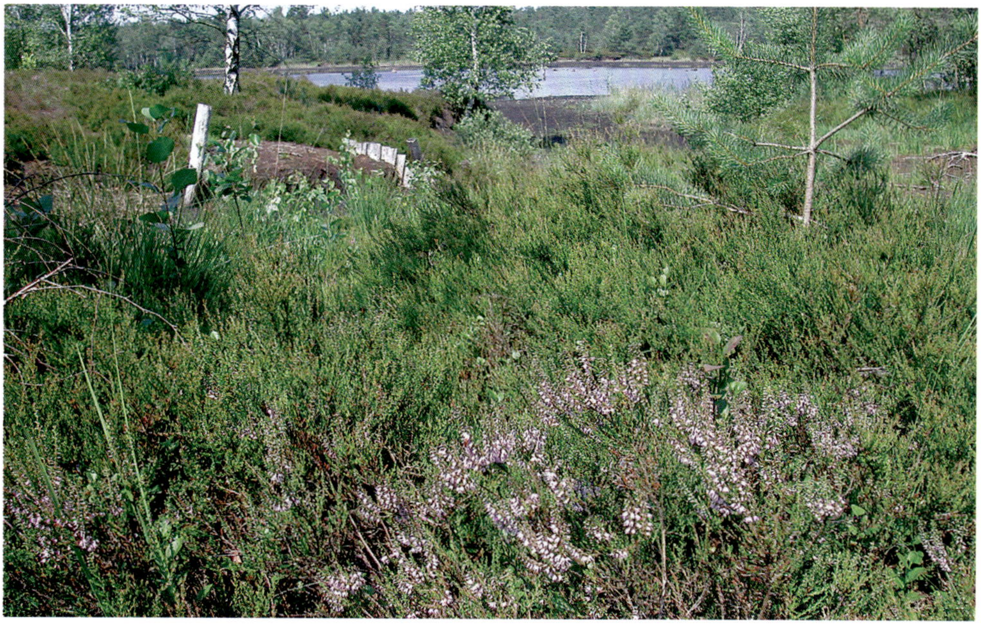

Hochmoore speisen sich durch den Regen. Deshalb findet man sie in niederschlagsreichen Gebieten Mitteleuropas. Sie sind arm an Nährstoffen, Pflanzen und Tieren, da sie auf Grund eines geringen Zersetzungsgrades überwiegend Nährstoffe aus dem Regen beziehen.

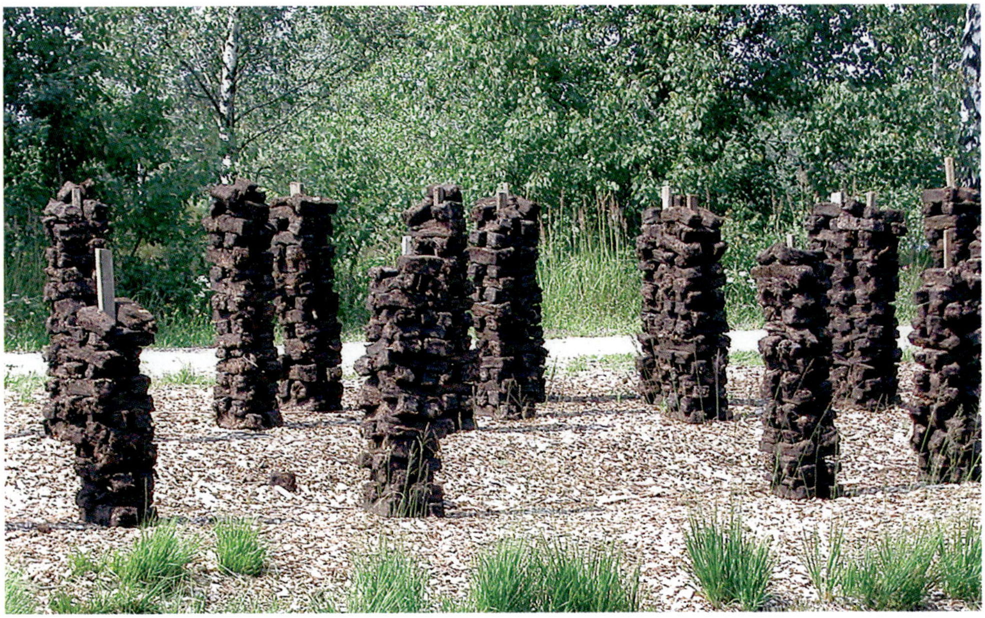

Moorbriketts wurden früher häufig als Brennmittel verwendet und dürfen in Österreich heute nur noch von Bauern mit staatlich verbrieften Serveduzrecht abgebaut werden. Was für den Geschichtsforscher frühzeitliche Aufzeichnungen sind, sind für den Geologen die Moore für die Erforschung unserer Erdentwicklung.

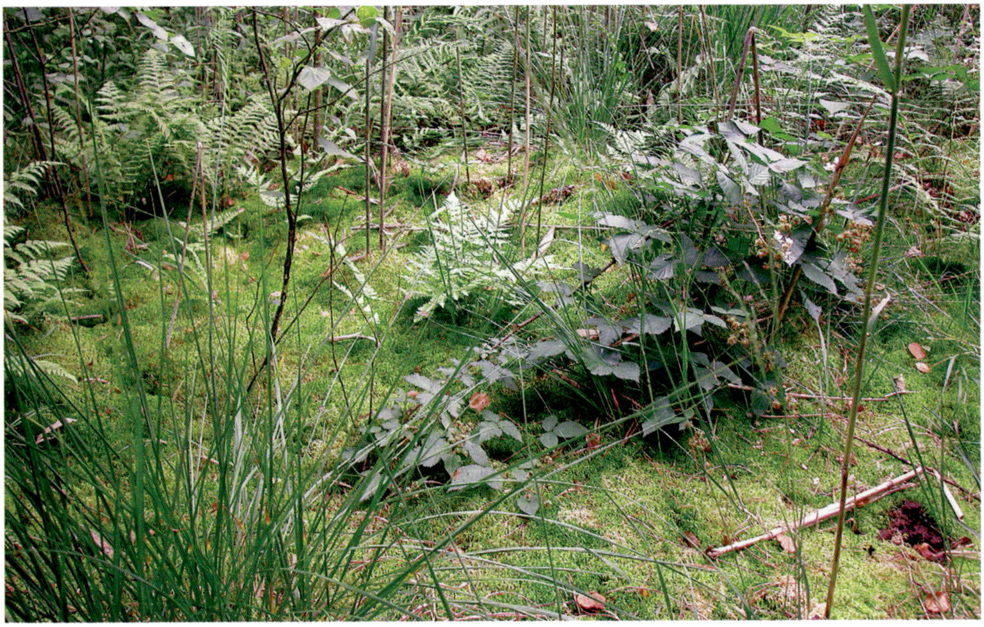

So wird aus Moor Heilmoor

Moor ist ein wertvolles Endprodukt aus über 350 verschiedenen Pflanzen, Heilkräutern, Früchten, Samen, Bäumen und Blättern, die vor tausenden von Jahren in stehenden Gewässern versunken sind. Moor besteht nicht aus verwesten, sondern aus vertorften Substanzen. Der Umwandlungsprozess kann 10.000 bis 15.000 Jahre dauern. Durch diesen biochemischen Umwandlungsprozess, der durch Bakterien unter Luftabschluss eingeleitet wird, durchläuft das Moor verschiedene Phasen, bis es zu jener hellbraunen, pastösen, wertvollen und organischen Masse reift, die man heute zur Behandlung verschiedenster Krankheiten bei Mensch und Tier verwendet. Ein Moorstich ist circa 3,5 m tief. Ganz oben, an der Erdoberfläche, wächst die Vegetation, die Moose, Farne, Heidekräuter und andere wunderschöne Pflanzen. Die Schicht darunter nennt man Humus. Erst dann beginnen die für die Herstellung von Heilmitteln wertvollen Altersschichten. In einer Tiefe von circa 2 m hat das Moor die richtige Reife, Qualität und Konsistenz für meine Produkte. Das Moor darüber wäre zu jung, das Moor darunter schon zu alt.

Das von mir verwendete Moor stammt aus dem Leopoldskroner Moor, dies liegt im Untersberggebiet im Salzburger Voralpenland. Es wird bereits seit 1820 zur Heilung eingesetzt und zählt, wissenschaftlich bestätigt, zu den wertvollsten Heilmoorvorkommen Europas. Heute weiß man, dass nicht jedes Moor dieselbe Qualität hat und dass es auf die Zusammensetzung des Moores ankommt. Im Heilmoor wirken wertvolle Inhaltsstoffe aus über 350 verschiedenen Pflanzen. Daneben sind organische Stoffe, wie die so wichtigen Huminsäuren, ätherische Öle, gesättigte und ungesättigte Fettsäuren, Wachse und Eiweißverbindungen enthalten. Anorganische Stoffe wie

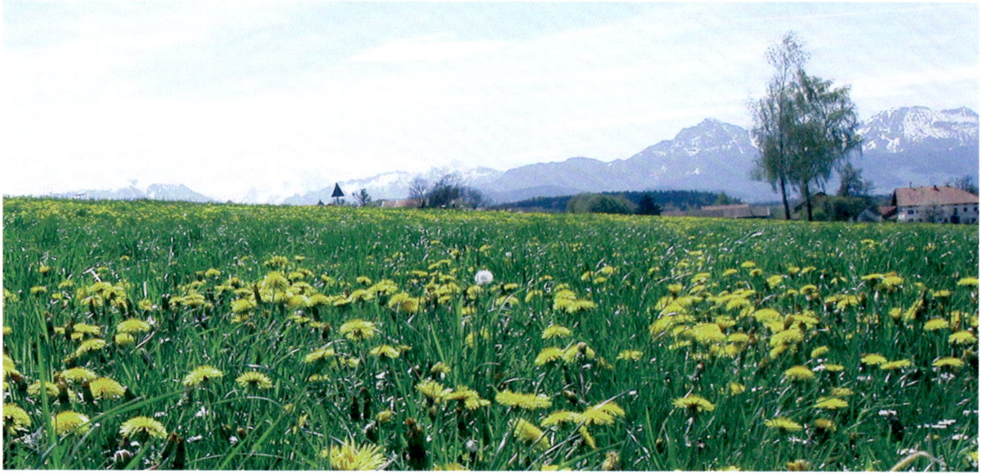

Eine Löwenzahnwiese mit Blick auf unseren Untersberg bei Salzburg

Eisenoxyd, Chlor, Kieselsäure, Calciumoxyd, Kohlensäure. Organische Substanzen wie Stickstoffverbindungen, Fette, Harze, Aminosäuren, Zellulose, Gesamthuminsäuren, Glukose, ätherische Öle. Spurenelemente: Bor, Zirkom, Barium, Jod, Magnesium. ergeben zusammen mit enthaltenen antibiotisch wirkenden Stoffen und Hormonen die hervorragende Heilkraft des Moores. Wer schon einmal eine Analyse des Moores und seiner Inhaltsstoffe gelesen hat, der weiß, dass genau die gleichen Stoffe im menschlichen Organismus vorhanden sind. Wahrscheinlich ist das ein Grund, weshalb die Wirkstoffe des Heilmoores schon nach kürzester Zeit vom Darm in den Blutkreislauf übergeführt und im gesamten Körper so wunderbar heilend wirken können.

Heilmoor - Alte und neue Anwendungsformen

Schon lange wird Heilmoor nicht mehr nur im medizinischen und klinischen Bereich angewendet. Seine hervorragende Wirkung und gute Verträglichkeit haben dazu geführt, dass in den letzten Jahrzehnten zahlreiche Heilmoorprodukte und Anwendungen für den täglichen Gebrauch zu Hause entwickelt wurden. Man bezeichnet das Moor zu Recht als „Schwarzes Gold“, nicht nur wegen seiner braun-schwarzen Farbe, sondern vor allem wegen seiner einmaligen entzündungshemmenden, schmerzlindernden und heilenden Wirkung bei Gelenk- und Muskelbeschwerden, sowie seiner kräftigenden Wirkung auf den Stoffwechsel, die Organe, den Hormonhaushalt und das Immunsystem. Seine wärmende, durchblutungsfördernde Eigenschaft fördert Heilprozesse im gesamten Körper. Eine weitere wertvolle Eigenschaft des Moores ist seine ausgleichende, harmonisierende Wirkung auf den gesamten Organismus.

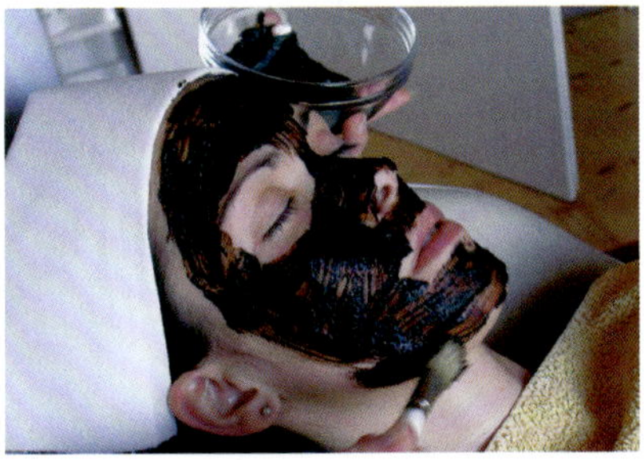

Heilmoor für die Körperpflege

Moorkosmetik hat in den letzten Jahren auf Grund ihrer guten Verträglichkeit und ihrer entzündungshemmenden und hautfreundlichen Wirkung viele Anhänger gefunden. Moorkosmetik greift, im Gegensatz zu herkömmlicher Kosmetik, den Säureschutzmantel der Haut

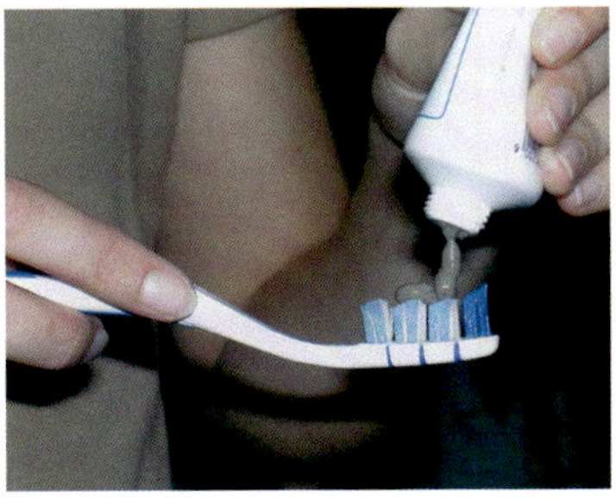

nicht an und hat eine schützende, nährende und heilende Wirkung. Wer einmal eine Moorgesichtsmaske gemacht hat, ist begeistert von ihrer Wirkung auf die Haut. Entzündungen heilen in kürzester Zeit, die Haut wird angenehm durchblutet, sieht frisch und gesund aus und fühlt sich samtig weich an. Ob als Kosmetik für das Gesicht oder als vielseitig bewährtes Körperpflegemittel in Form von Balsam, Lotion oder Creme

- sie alle wirken auf natürliche Weise beruhigend, nährend, schützend und halten die Haut elastisch. Moorseife hat eine sanft reinigende Wirkung, Moor-Shampoo kräftigt das Haar von den Wurzeln heraus und Moor-Zahnpasta pflegt die Zähne und Mundhöhle und stärkt das Zahnfleisch auf natürliche und gesunde Weise.

Heilmoor zum Einreiben

Alte und neue Anwendungsformen

In verschiedenen Kräutercremes und Einreibungen wird Heilmoor als Zusatz verwendet. Zum Einsatz kommen diese hauptsächlich bei Erkrankungen des rheumatischen Formenkreises, bei Verbrennungen, Zerrungen und Gelenkentzündungen, aber auch bei Narben und Hautverdickungen. Gerade bei sportlich aktiven Menschen sind diese Cremes und Einreibungen besonders beliebt.

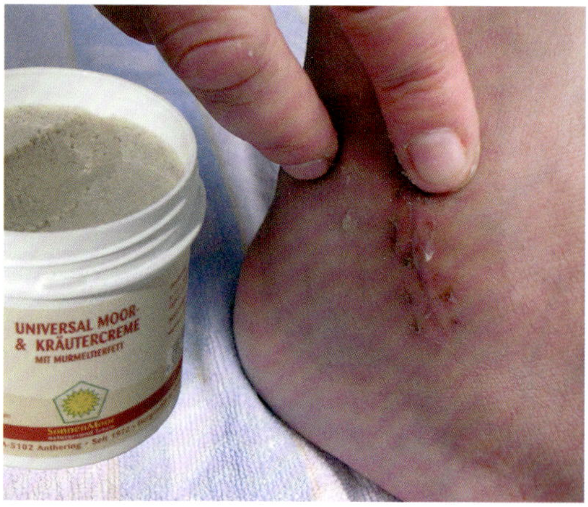

Trinkmoor

Auf Grund ihrer guten Verträglichkeit und ihrer vielfältigen Wirkungen zählt das

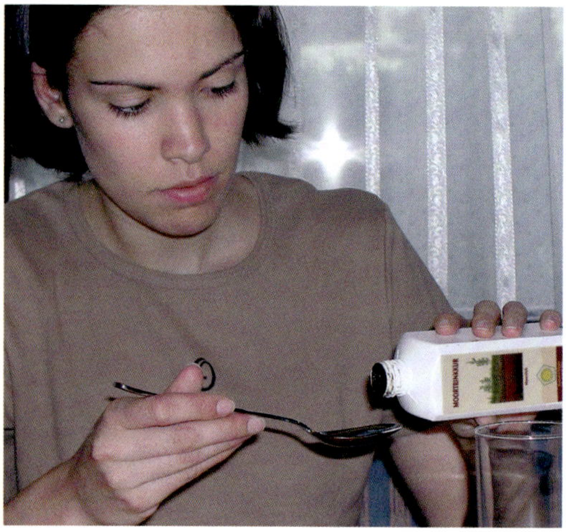

Trinkmoor zu den beliebtesten Mooranwendungen. Seit fast 50 Jahren nutzt die Medizin ihre günstige therapeutische Wirkung selbst bei schweren Erkrankungen des Magen-Darm-Traktes. Die in dem Trinkmoor enthaltenen Wirkstoffe unterstützen Heilungsprozesse und sind bakterienhemmend, kräftigend und entgiftend. Untersuchungen am Österreichischen Moorforschungsinstitut in Neydharting schreiben die entzündungshemmende, absorbierende Wirkung den enthaltenen Huminsäuren zu. Beobachtungen haben dort gezeigt, dass die Einnahme von Trinkmoor die Magensäure bindet und sich die ph-Werte normalisieren. Es wurde festgestellt, dass nach Absetzen des Trinkmoors die normalen Magensäurewerte beibehalten wurden. Das Trinkmoor wird heute im klinischen Bereich bei Colitis auch als Einlauf verwendet. Viele Menschen wenden sie mehrmals jährlich zur

Vorbeugung an, um ihr Immunsystem und ihre geschwächten Organe auf natürliche Weise zu kräftigen. Je älter der Mensch wird, umso weniger kann sein Organismus die Inhaltsstoffe aus der Nahrung verwerten. Eine regelmäßig durchgeführte Kur mit Trinkmoor kann dem entgegenwirken und fehlende Nährstoffe ausgleichen. Das Trinkmoor ist ohne Nebenwirkungen und kann auch von Kindern und Schwangeren, nach Rücksprache mit Ihrem Gynäkologen, durchgeführt werden. In der Schwangerschaft wirkt das Heilmoor auch auf das Ungeborene. Mütter haben mir mehrfach über eine schnellere Erholung und Kräftigung des Körpers nach der Schwangerschaft und Geburt, sowie über weniger Fälle von Gelbsucht bei ihren Neugeborenen berichtet. Das Trinkmoor ist eine geruch- und geschmacklose schwarz-braune Flüssigkeit. Die Einnahme von Trinkmoor ist unkompliziert. Für Moortrinkkuren wird das Heilmoor nur mit Wasser aufbereitet. So bleiben alle wertvollen Wirkstoffe erhalten. Oftmals wird Heilmoor mit Heilerde gleichgesetzt. Unter Heilerde versteht man aber Fango, ein Gemisch aus Gesteinsmehl. Mein Trinkmoor enthält keinerlei Erde, sondern ist ein hochqualitatives Moorprodukt aus vertorften Kräutern und Pflanzen. Die Trinkkuren finden heute immer mehr Anwendung bei vielschichtigen Beschwerdebildern, wie Magen- und Darmbeschwerden, Leber-, Galle- und Nierenentzündungen, Stoffwechselstörungen, Beschwerden während der Wechseljahre, Regelstörungen und hormonell bedingten Störungen. Auch zur Entgiftung und Entschlackung des Körpers wird das Trinkmoor angewandt, vor allem bei Rheuma und Gicht.

Heilmoor zum Baden

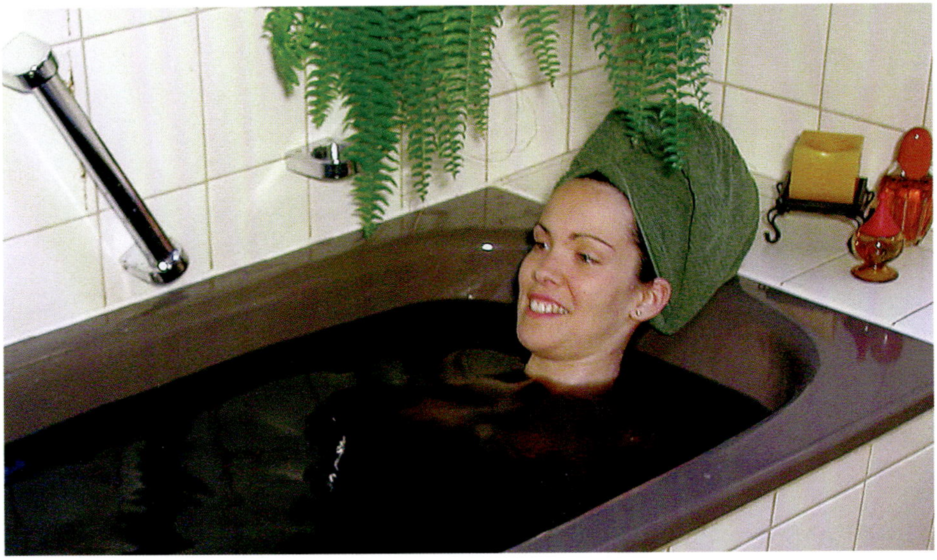

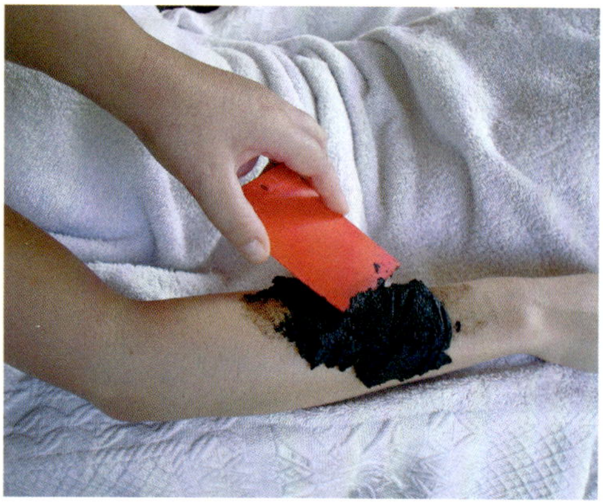

In zahlreichen Kurhäusern, Rehazentren und bei Physiotherapeuten wird Heilmoor für Ganzkörperbäder und für Teilbäder verwendet. Ihre heilende Wirkung nutzt man hier gegen Frauenleiden, nach Unfällen und nach Operationen. Der Heileffekt beruht zu einem Teil auf der wärmenden und gefäßerweiternden Wirkung, die durch freigesetztes Acetylcholin bedingt ist. Die Durchblutungssteigerung hält länger an, was besonders bei entzündlichen Gelenkerkrankungen den Heilungsprozess verkürzt. Bei den vielfältigen Beschwerden in den Wechseljahren werden Moorbäder von Gynäkologen gerne während der Hormonumstellung verordnet. Moorbäder gibt es heute auch für die Behandlung zu Hause. Vor einer Moorbadekur sollte bei bestehender Krankheit eine Abklärung durch den Arzt erfolgen, denn Moorbäder haben eine starke Wirkung. Ich habe auch entdeckt, dass bei rheumatischen Beschwerden Moorbäder erst verzögert wirken können. Das Auflegen von Moorpaste auf einzelne Körperpartien hat sich auch bei Narbenschmerzen und bei Ischiasschmerzen bestens bewährt.

Heilmoor für die Tiere

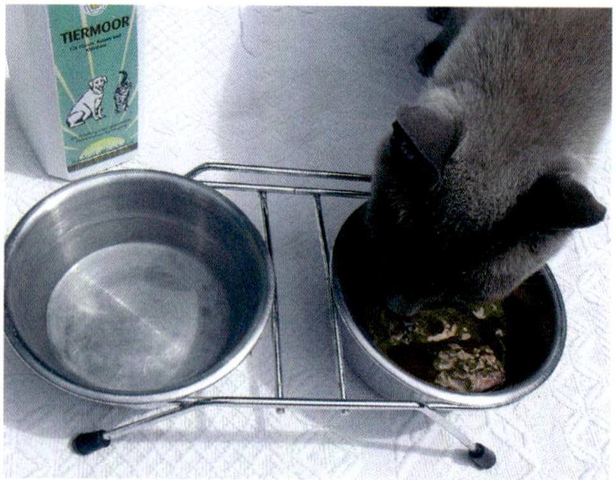

In der Tierhaltung wird Heilmoor seit Jahren mit sehr viel Erfolg angewandt. Bei verschiedensten Problemen, wie zum Beispiel Fruchtbarkeitsstörungen, Trächtigkeitsproblemen, Aufzuchtsproblemen, Vergiftungserscheinungen, Fressunlust, Durchfall, Verdauungsstörungen, Zysten, Lungenentzündungen, Mauke, Ekzemen, struppigem Fell oder Haarausfall findet es heute in vielfältiger Form Anwendung. In der Nutztierzucht, in der Rassetierzucht und in der Biolandwirtschaft ist Moor deshalb so beliebt, weil es ein reines Naturprodukt und frei von künstlichen chemischen Stoffen ist. Es ist gut verträglich und obendrein noch sehr wirtschaftlich in der Anwendung. Tiermoor wird von Tierärzten auch gerne zur Stärkung und Gesunderhaltung von Zuchttieren und bei Rennpferden verabreicht.

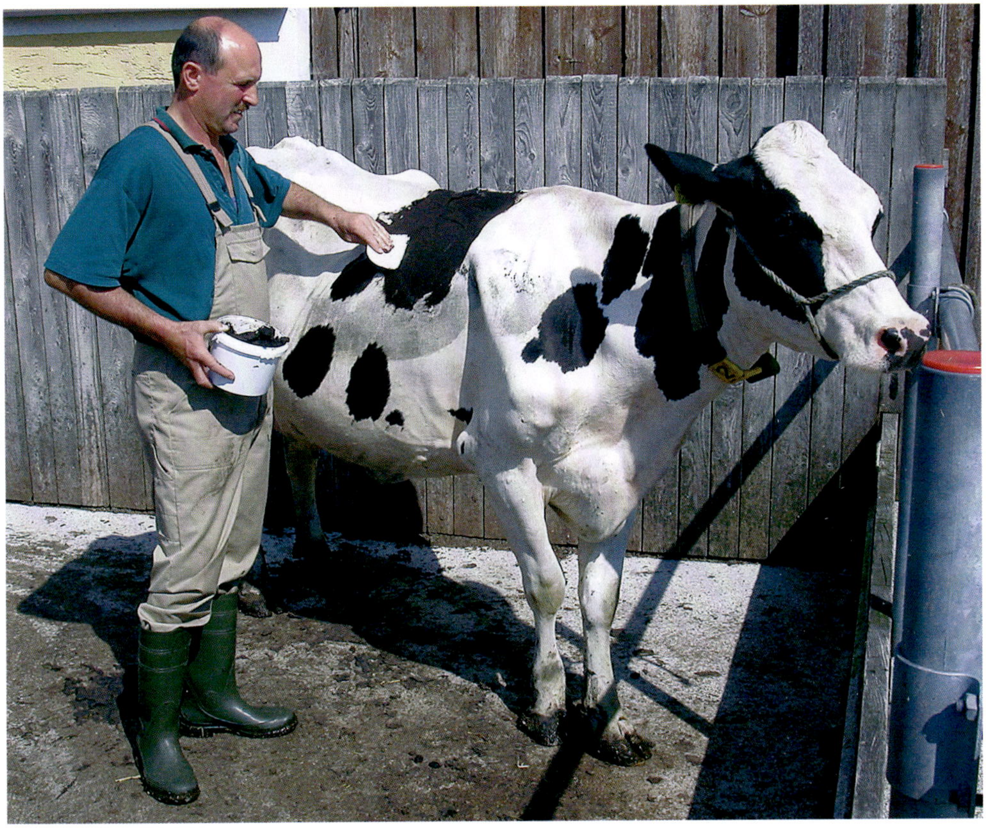

Unser Tipp!

Möchten Sie einmal die beeindruckende Tier- und Pflanzenvielfalt einer Moorlandschaft erleben?

Unter **http://www.heilkraeuterwissen.com** haben wir für Sie begeisternde Eindrücke und Stimmungen aus der Fauna und Flora des Moores zusammengestellt. Besuchen Sie unseren virtuellen Moorrundgang und staunen Sie über diese beeindruckende Landschaft.

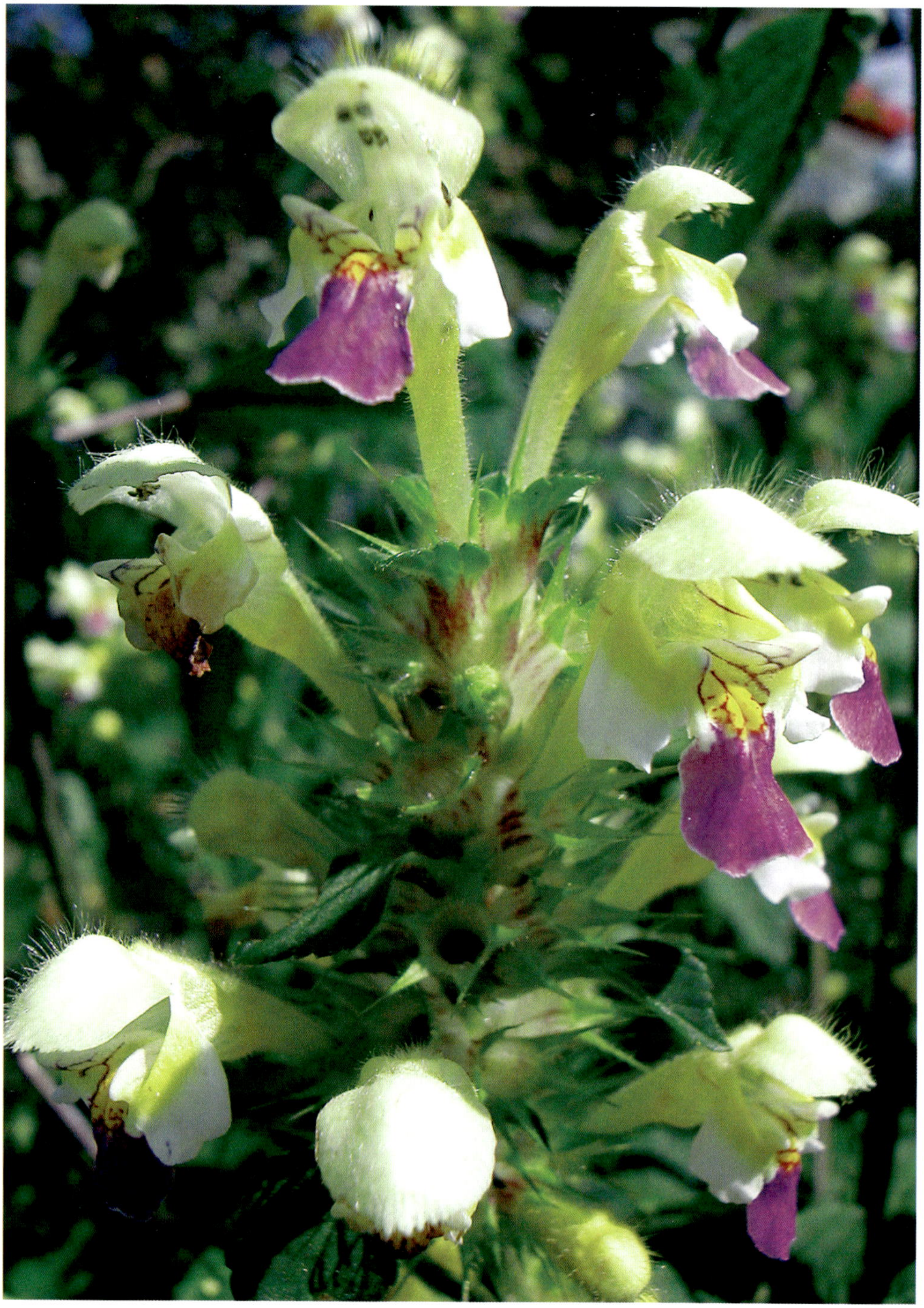

Hohlzahn

... über die Kräuter

Von alten Kräuterbüchern, wirkungslosen Kräuterrezepten und der Heilpflanzenkunde.

Kräuter geraten leider oft durch Unkenntnis und Ungeduld in Verruf. Meine ersten Versuche mit Kräutern begann ich vor über 35 Jahren mit Rezepten aus alten Kräuterbüchern. Viele der darin befindlichen Rezepte haben bei mir nicht geholfen. Erst meine Neugier und unzählige Versuche ließen mich im Laufe der Jahre die richtigen Zusammenhänge erkennen. Seit Beginn der Menschheitsgeschichte machte sich der Mensch die Wirkung der Heilpflanzen zunutze. Schon in den Papyrusrollen der alten Ägypter sind Heilpflanzen aufgeführt, die heute dank moderner Transportmöglichkeiten auch in unseren Ländern Verwendung finden. Viele Kräuterbücher sind im Laufe der Zeit geschrieben worden. Die Liste derer, die schon vor Jahrhunderten und bis zum heutigen Tag mit Heilpflanzen gearbeitet und ihre Erfahrungen in Büchern festgehalten haben, reicht von Hippokrates, Aristoteles und Paracelsus über Hildegard von Bingen, Leonhart Fuchs, Caspar Bauhinus bis hin zu Sebastian Kneipp, Kräuterpfarrer Künzle und den Kräuterpfarrer Weidinger - und nun auch noch dieses Buch über das Heilmoor und die Kräuter, das Sie gerade in den Händen halten. All diese Personen hatten und haben großartige Erfolge mit Heilpflanzen erzielen können, auch in Bereichen, in der die Schulmedizin nicht mehr weiterwusste. Das Wissen über die Herstellung und Wirkung von Kräutern wurde von Generation zu Generation weitergegeben.

Oft habe ich von Menschen den Satz gehört: „Ach, ich hab schon alle Kräuter ausprobiert. Das hat alles nichts genutzt!" Manche Menschen glauben, es reicht, ein paar Wochen einen Kräutertee zu trinken und wundern sich dann, wenn es nicht hilft. In den seltensten Fällen helfen einzelne Kräuter, die man sich selbst als Tee zubereitet. Erst die richtige Zusammensetzung und Dosierung und ein besonderes Herstellungsverfahren machen aus Kräutern wirkungsvolle Mittel, die uns helfen gesund zu bleiben oder es zu werden. Chemie und Umwelt haben zudem unseren Körper im Laufe der Jahrhunderte genetisch verändert. Eine Entwicklung die ich bei meinen Produkten immer berücksichtigt habe.

Heute ist die Heilpflanzenkunde eine eigenständige Wissenschaft. Ihr haben wir es zu verdanken, dass vieles, was früher nur auf Vermutungen und Erfahrungen beruhte, heute bewiesen und erklärt ist. Viele erfolgreiche Medikamente enthalten pflanzliche Wirkstoffe und zahlreiche fertige Arzneimittel bestehen aus Gesamtkräuterauszügen oder aus isolierten Wirkstoffen von Heilpflanzen. Täglich werden Heilkräuter von Ärzten, Therapeuten, Masseuren und Heilpraktikern erfolgreich eingesetzt, sei es als Tee, als Tinktur, Extrakt oder als Einreibung, in Form von Auszügen oder auch als Einzelwirkstoff. Heilpflanzen können vieles - vorbeugen, lindern, heilen. Nur eines können sie nicht - Wunder wirken! Auch wenn man mit Sprüchen wie „Gegen jede Krankheit ist ein Kraut gewachsen" glauben machen will, dass es anders ist, gilt auch bei Kräutern „Vorbeugen ist besser als heilen!". Keinesfalls dürfen Heilpflanzen bei bestimmten Krankheiten, bei denen es einer ärztlichen Untersuchung und Abklärung der Ursachen bedarf, den Arzt ersetzen! Wenn jemand zu uns kommt und uns seine Probleme schildert, geben wir ihm diese Empfehlung immer mit auf den Weg. Leider sind durch falsche Anwendungen Kräuter und ihre Wirkung immer wieder in Verruf geraten. Fest steht, dass bei zu langer Anwendungsdauer, falscher Zusammensetzung und Dosierung die sonst heilenden Kräuter unangenehme Nebenwirkungen hervorrufen können. Ein Grund mehr, weshalb man statt wirkungslosen oder gefährlichen Selbstversuchen auf die langjährige Erfahrung kräuterkundiger Menschen, Ärzten, Heilpraktikern und Apothekern nicht verzichten soll.

So entstehen meine Moor- und Kräuterprodukte

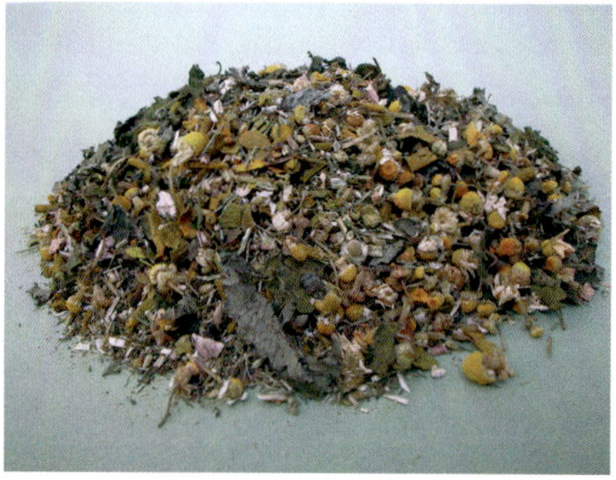

Getrocknete Kräuter vor der Verarbeitung

Bei meinen Entwicklungen habe ich ausschließlich heimische Kräuter verwendet. Man findet sie im Wald, auf der Wiese und im Gebirge oder sie stammen aus sorgfältig kontrolliertem Anbau. Wanderer gehen meist achtlos an ihnen vorbei, kennen vielleicht gerade noch ihre Namen. Wie die Heilkräuter aussehen oder gar wirken, das wissen nur die wenigsten.

Mir war es immer ein besonders Anliegen dieses für den Menschen und seine Gesundheit wertvolle Wissen weiterzugeben. Um unsere Welt wäre es ohnehin besser bestellt, wenn es uns gelänge, die Menschen, vor allem auch unsere Kinder und Enkelkinder, wieder mehr für die wunderbare Natur die uns zu Füßen liegt, zu begeistern. Unsere flüssigen Kräuterauszüge stellen wir aus getrockneten Kräutern her. Dazu verwenden wir von den Kräutern meist nur bestimmte Pflanzenteile. Mal sitzen die wichtigen Wirkstoffe in der Wurzel, mal in der Rinde, den

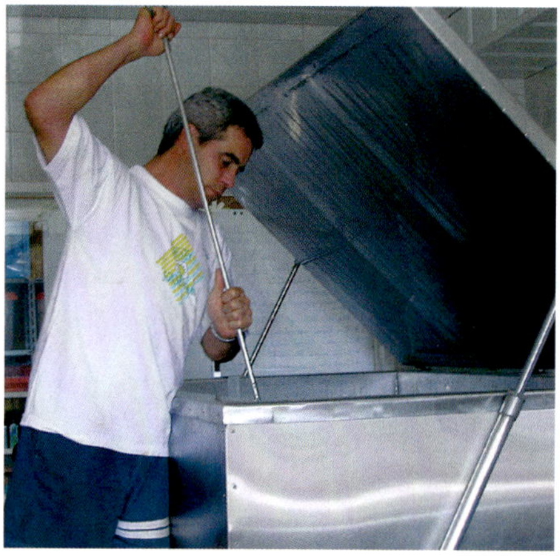

Das Ansetzen der Kräuter

Blättern, den Samen oder in der Blüte. Jedes Heilkraut muss zur Weiterbearbeitung anders behandelt werden, um die richtigen Wirkstoffe zu gewinnen. Manche Pflanzen legt man in Alkohol, andere nur in heißes oder lauwarmes Wasser. Anderen Kräutern entzieht man ihre Wirkstoffe durch Öle oder durch eine Destillation. Meine Kräuterauszüge werden mit heißem Wasser überbrüht, dann bleiben sie acht Stunden in einem geschlossenen Behälter stehen.

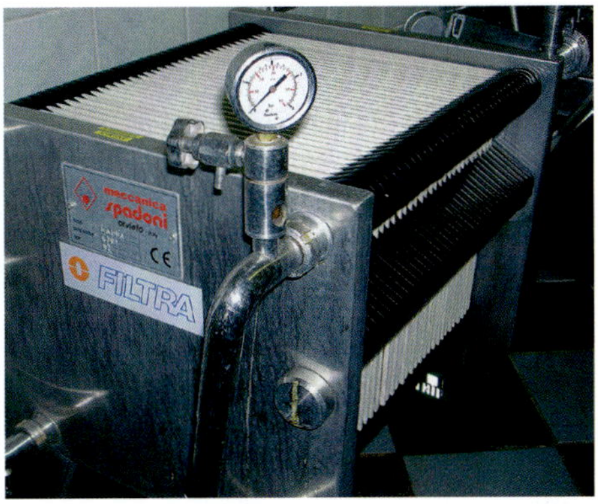

Der Filtervorgang

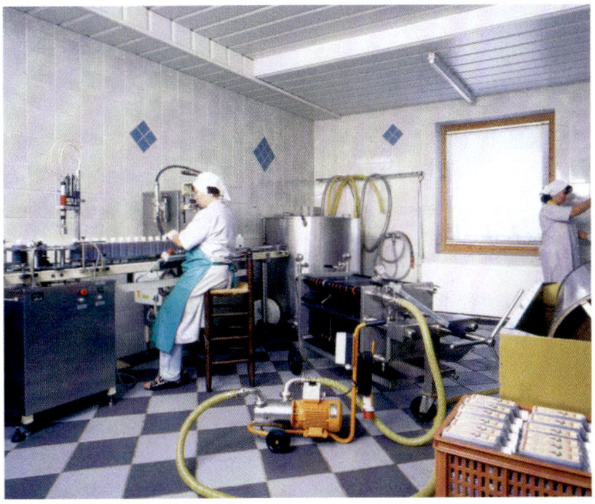

Fertige Auszüge beim Abfüllen

Danach werden sie abgepresst, gefiltert und heiß, ohne Zugabe von Konservierungsstoffen, abgefüllt. Durch das Abpressen gehen die wertvollen Wirkstoffe, die wir brauchen, damit die fertigen Produkte auch wirklich den Körper positiv unterstützen können, in das Wasser über. Die Pressrückstände ergeben einen wunderbaren Humus für den Obst- und Gartenbau. Natur zu Natur - ein natürlicher Kreislauf.

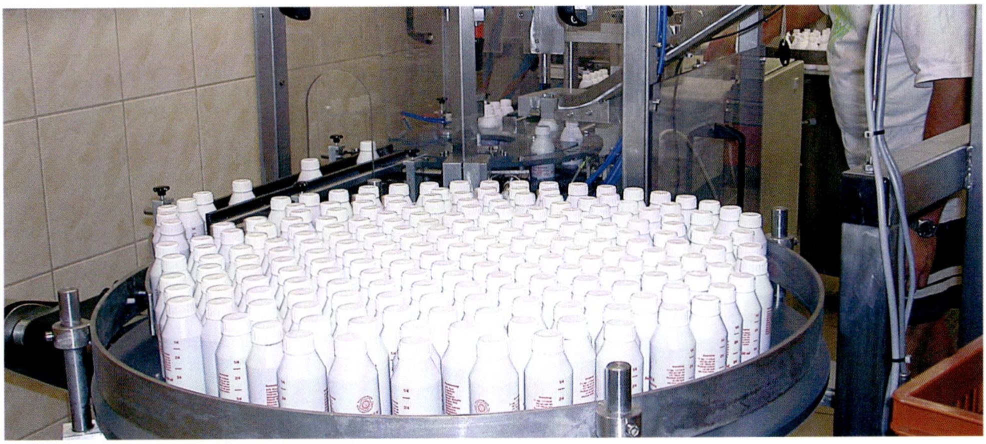

Fertige Auszüge auf dem Weg von der Abfüllanlage zum Verpacken

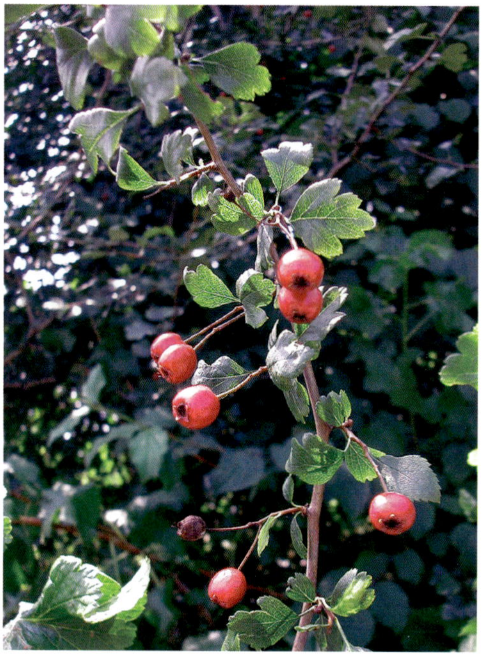

Weißdorn

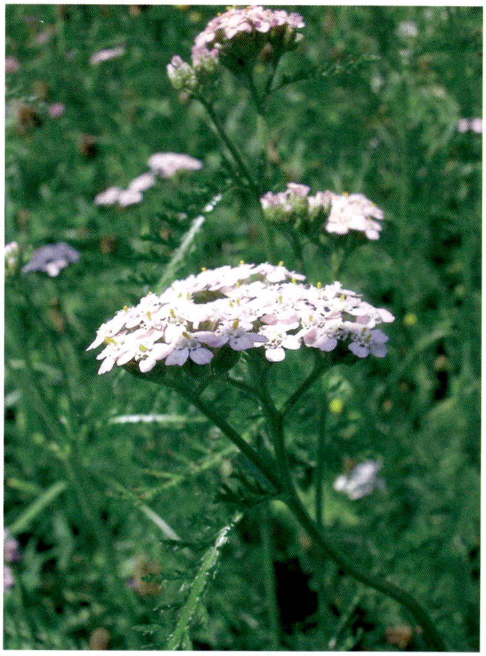

Rote Schafgarbe

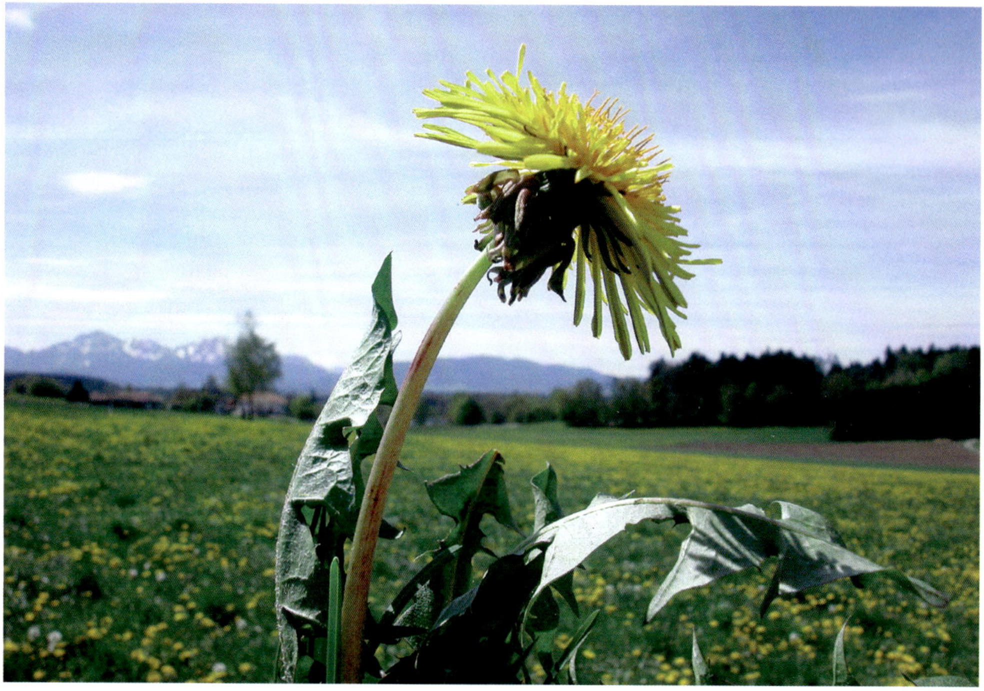

Löwenzahn

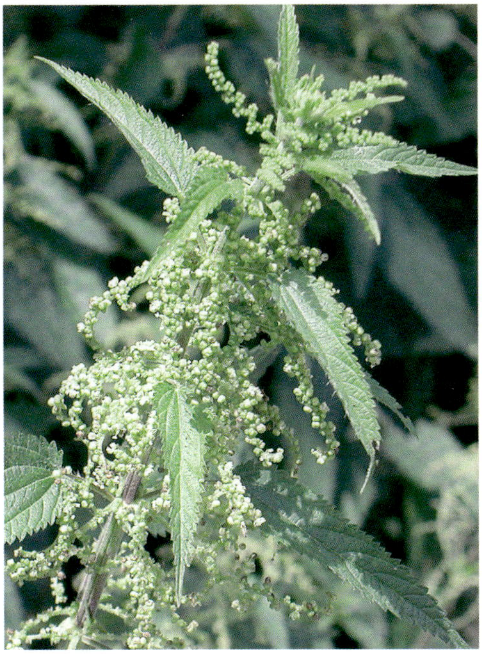

Brennessel

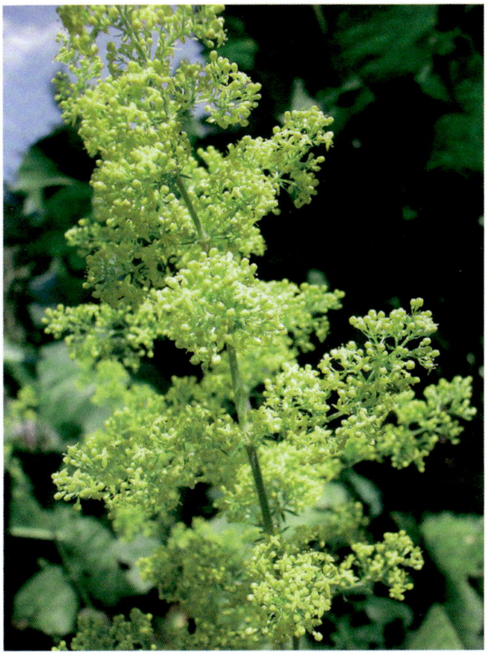

Goldenes Labkraut

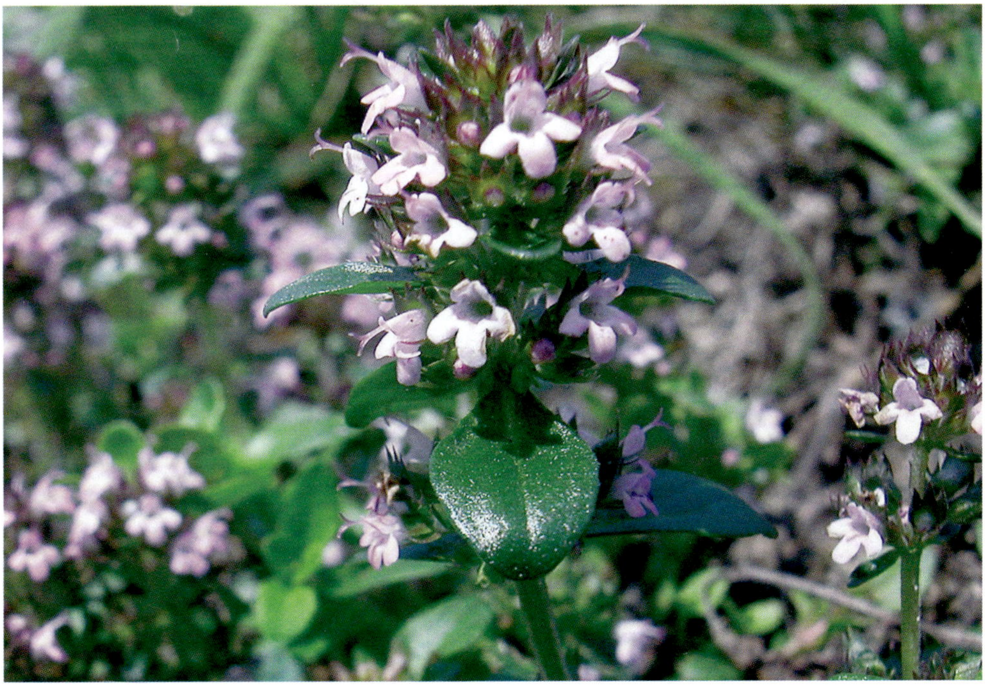

Quendel

Dieses Buch soll kein Kräuterbuch werden. Es gibt schon sehr viele gute Kräuterbücher in denen Sie die unterschiedlichsten Kräuter unserer Heimat ausführlich kennenlernen können. Einige, der von mir am häufigsten verwendeten Kräuter aus meiner Heimat, will ich Ihnen dennoch vorstellen. Nur um Ihnen zu zeigen, welche wirkungsvolle Pracht die Natur für uns alle bereithält.

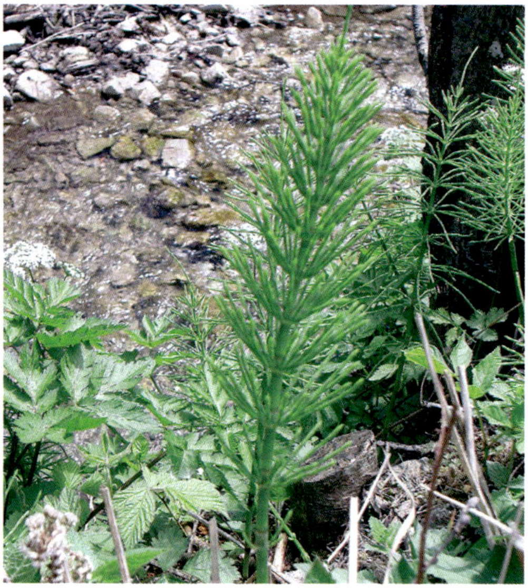

Zinnkraut

Equisetum arvense.

Volksnamen: Ackerschachtelhalm, Pfeifenstiel, Hollpiepen, Katzenschwanz, Fuchszagel.

Wirkstoffe: hoher Anteil an pflanzlich gebundener Kieselsäure, Glykoside, Gerbstoffe, Saponine (Equisetonin), Eisen, Mangan, Aluminium, Magnesium, verschiedene Flavonide und Palustrin.

Das Zinnkraut ist ein Schachtelhalmgewächs und wächst auf sandigen Böden. Es trägt keine Blüten und vermehrt sich durch Sporen. Das Zinnkraut wirkt harntreibend, blutstillend, fiebersenkend und hautaufbauend. In der Medizin findet es Verwendung bei Blasen-, Nieren- und Prostataleiden, sowie bei blutenden Wunden. Auch für Pfarrer Kneipp war es ein unschätzbar wertvolles Kraut. Das Zinnkraut regt die Nierentätigkeit und die Harnausscheidung an. In der Kosmetik ist es auf Grund seiner straffenden und stimulierenden Wirkung besonders beliebt und wird in Körpercremes verwendet.

Labkraut

Galium verum oder Galium aparine

Volksnamen: Bettstroh, Sternkraut, Klebkraut, Zaunkleber.

Wirkstoffe: Kieselsäure, Ätherische Öle, Gerbstoffe und Glykoside. Es gibt drei Sorten von Labkraut, die als Heilpflanzen genutzt werden. Alle gehören zur Familie der Krappgewächse und wachsen an sonnigen

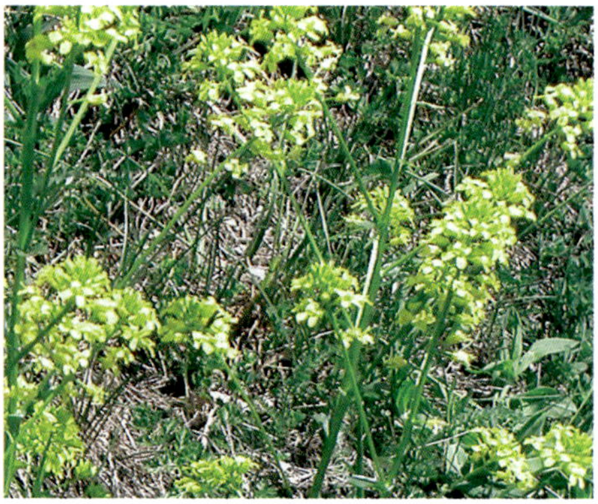

Orten auf trockenen Böden. Im Sommer blühen sie weiß und gelb. Medizinisch wirken alle Labkräuter gleich. Sie sind stark harntreibend und werden deshalb bei allen Arten von Nierenerkrankungen eingesetzt. Salben aus Labkraut werden bei Furunkeln, Mitessern und anderen Hauterkrankungen verwendet. Früher benutzten Bäuerinnen den Saft des Labkrauts zur Quark- und Käseherstellung, da Labkraut ein Ferment, das Lab enthält, welches das Milcheiweiß gerinnen lässt.

Gundelrebe

Glechoma hederacea
Volksnamen: Maßhold, Erdefett, Gundermann, Erdefeu, Blauhuder.

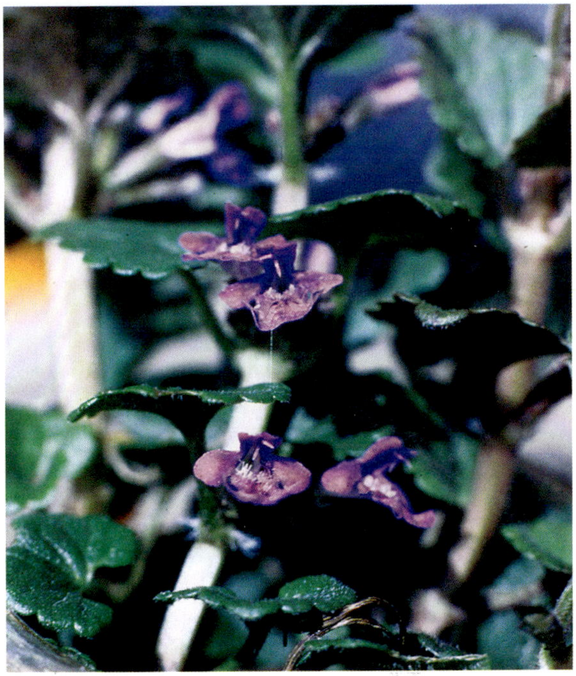

Wirkstoffe: ätherische Öle, Gerbstoff, Saponine und Bitterstoff. Die Gundelrebe ist eine hängende oder bodenkriechende Staude, die an sonnig bis schattigen Plätzen auf gutem Erdboden wächst. Mit einem Salat aus Gundelrebe kann man eine wunderbare Frühjahrskur machen. Sie hat eine blutreinigende, entzündungshemmende Wirkung und wird bei schwerem Husten, Halsentzündungen, Magen- und Darmbeschwerden und Blasenkatarrh verwendet. Durch ihre entzündungshemmende Wirkung heilen offene Wunden, wie Schnittwunden oder Bisswunden, schneller.

Frauenmantel

Alchemilla vulgaris
Volksnamen: Frauenrock, Hasenmäntli, Taubecher, Wundwurz.

Wirkstoffe: Lecithin, Öl- und Linolsäure, Flavonoide, Harz, Glykoside, Saponine und Gerbstoffe. Das Kraut gehört zur Familie der Rosengewächse, wächst auf sonnigen und halbschattigen Plätzen auf lehmreichen Böden und blüht im Juli. Der Frauenmantel ist vor allem wegen seiner entzündungshemmenden und desinfizierenden Wirkung beliebt. Die Schulmedizin verwendet den Frauenmantel bei vielerlei klimak-

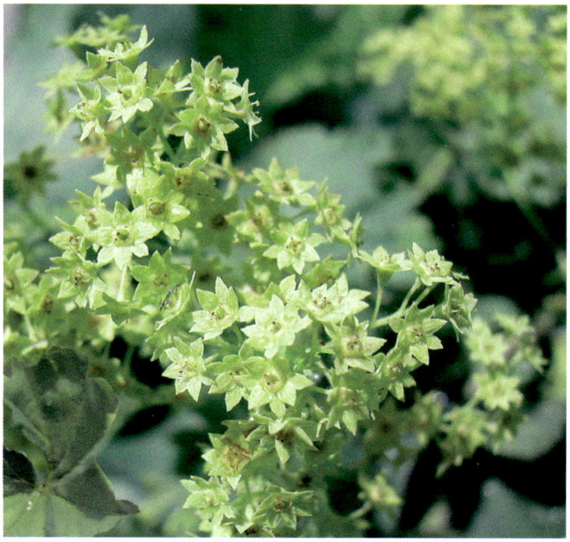

terischen Frauenbeschwerden, wie unregelmäßigen Monatsblutungen sowie bei Magen-Darmerkrankungen und bei Nierenfunktionsstörungen. Früher wurde Frauenmanteltee vier bis sechs Wochen vor der Geburt und in den ersten beiden Wo-chen nach der Geburt getrunken, für eine leichtere Geburt, zur schnelleren Erholung und zur Verhinderung von Kindbett-erkrankungen.

Löwenzahn
Taraxacum officinale
Volksnamen: Kuhblume, Pusteblume, Saurüssel, Kettenblume, Judenblume, Eierkraut.

Wirkstoffe: Vitamine A, B, C und D, Triterpene, Cumarine, Carotinoide, Mineralstoffe und Taraxin. Löwenzahn wächst genauso gut im Flachland wie im Gebirge. Für den Löwenzahn soll es angeblich über 500 Volksnamen geben. Von Vielen als wucherndes Unkraut verkannt, hat sich der Löwenzahn schon vor Jahrtausenden einen festen Platz als heilendes Kraut gesichert.

Es gibt zwei Arten von Löwenzahn, beide haben die gleiche Wirkung. Auf Grund seiner harntreibenden und entgiftenden Wirkung eignet sich Löwenzahn vor allem auch zur Unterstützung einer Frühjahrskur. Löwenzahnsalat hat in den letzten Jahren viele Anhänger gewonnen. In der Medizin wird er bei Appetitlosigkeit, Magenbeschwerden, Leber- und Gallenleiden verwendet.

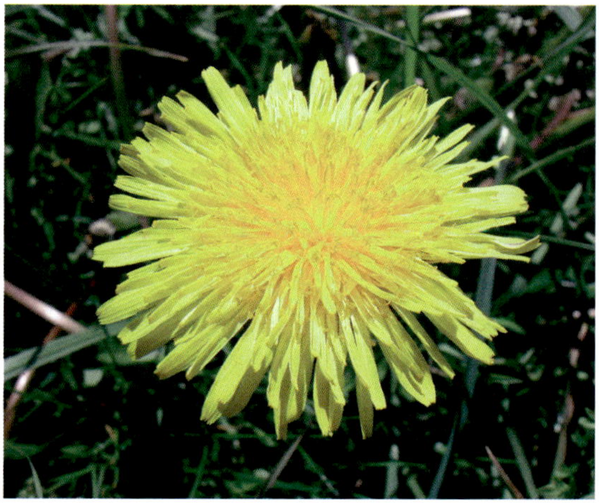

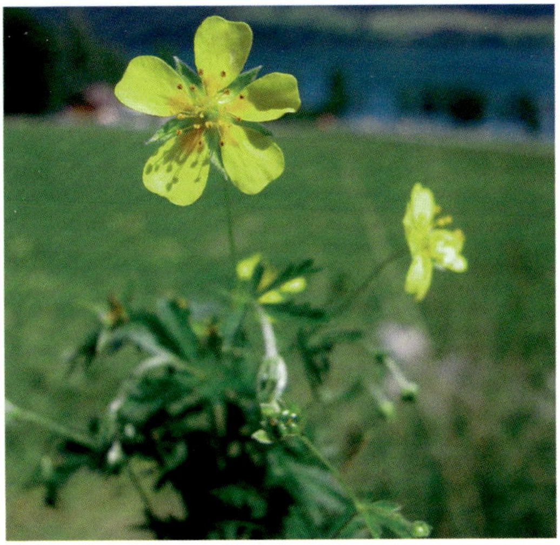

Blutwurz
Potentilla tormentilla
Volksnamen: Tormentill, Herztrösterli, Fünffingerkraut.

Wirkstoffe: Gerbstoffe und der rote Farbstoff Tormentillrot, den man früher zum Färben verwendete. Tormentill wird aus dem Lateinischen abgeleitet – tormentum: die Qual - und fand bereits als heilendes Mittel im Buch Moses Erwähnung. Blutwurz findet man ab Mai auf nassen Wiesen und Heiden und erkennt ihn an den kleinen, zarten, gelben Blüten, die sich an langen, dünnen Stängeln befinden. Die Liste der Anwendungen des Blutwurz ist unendlich. Um eine maximale Wirkung zu erreichen, muß man sie aber mit bestimmten anderen Kräutern mischen. Wenn man das weiß, kann man unendlich viele, auch schwere Krankheiten mit ihr heilen. Gesammelt wird die Wurzel. Blutwurz ist seit Jahrhunderten das Mittel der Wahl bei Sommerdurchfall, Dickdarmentzündungen, bei Bauchkrämpfen und Darmkatarrh. Neuerdings wird es auch bei Zahnschmerzen und bei Blutarmut eingesetzt, sowie zur Kräftigung des Augenlichts. Blutwurz wird immer mit anderen Kräutern gemischt.

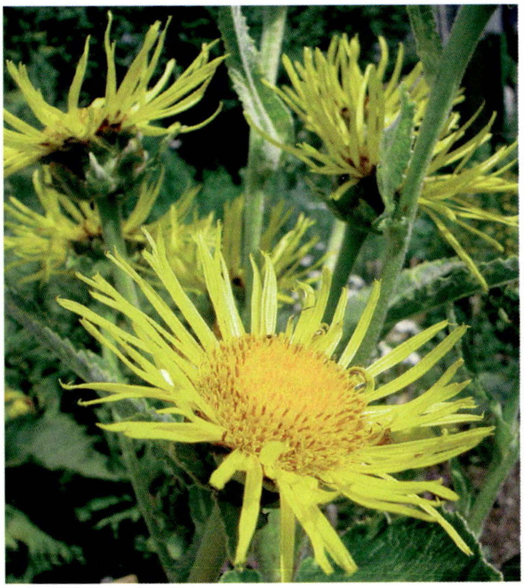

Arnika
Arnica montana
Volksnamen: Ochsenblume, Wolfsblume, Kathreinwurzel, Bergwurz, Wohlverleih.

Wirkstoffe: Gerb- und Bitterstoffe, ätherische Öle. Arnika ist eine gefährdete Pflanze. Beliebt hat sich Arnika vor allem durch ihre stabilisierende Wirkung auf den Kreislauf gemacht. In Form von Tropfen zur Kreislaufstabilisierung und als Anregungsmittel wird sie auch von Ärzten gerne verordnet. Tinkturen werden bei Wunden und zur Schmerzstillung eingesetzt. Früher hat man sich mit Arnika bei Hexenschuss und anderen Gelenksbeschwerden eingerieben und Umschläge mit Arnika bei eiternden Wunden gelegt. Bergbauern verwenden heute noch Arnika bei Vergiftungen.

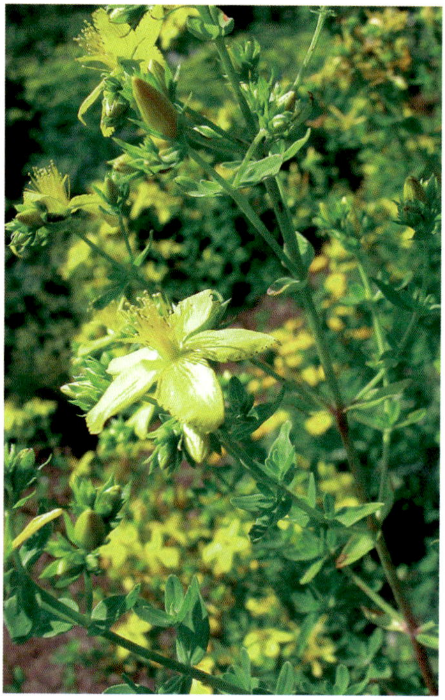

Johanniskraut

Hypericum perforatum

Volksnamen: Christi Kreuzblut, Herrgottsblut

Wirkstoffe: Hypericin, Hyperforin, Flavenoide und ätherische Öle. Weltweit gibt es über 370 Johanniskrautarten. Das Johanniskraut wächst im Halbschatten auf trockenen, sandigen Böden und blüht mitten im Sommer. Verwendet wird vor allem die Blüte und das Kraut der Pflanze. Heilwirkungen erzielt man bei unterschiedlichen Frauenleiden, wie Menstruationsbeschwerden oder Regelverzögerungen aber auch bei Darmkoliken und Nervenleiden. Schon vor Jahrhunderten wurde die harntreibende Wirkung des Johanniskrauts geschätzt. Heute gilt es auch in der Schulmedizin als natürliches Antidepressivum.

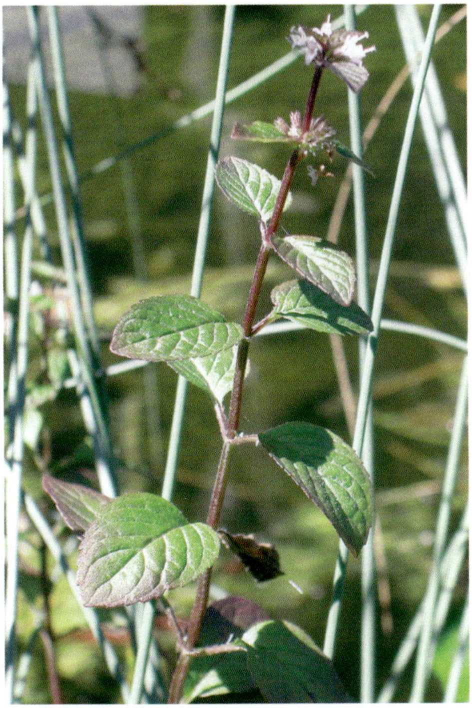

Wasserminze

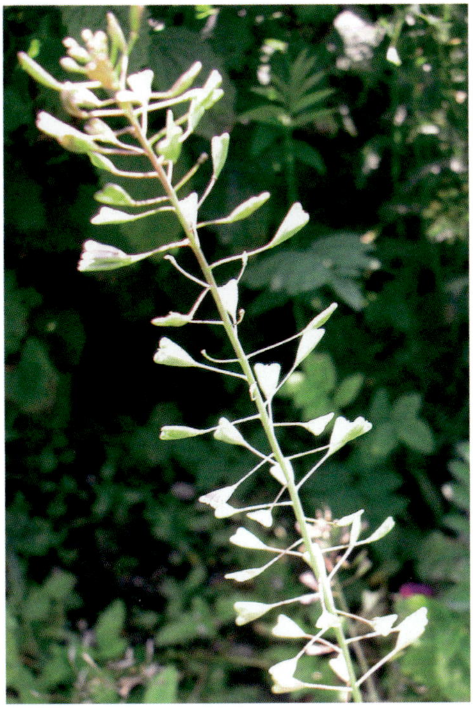

Hirtentäschel

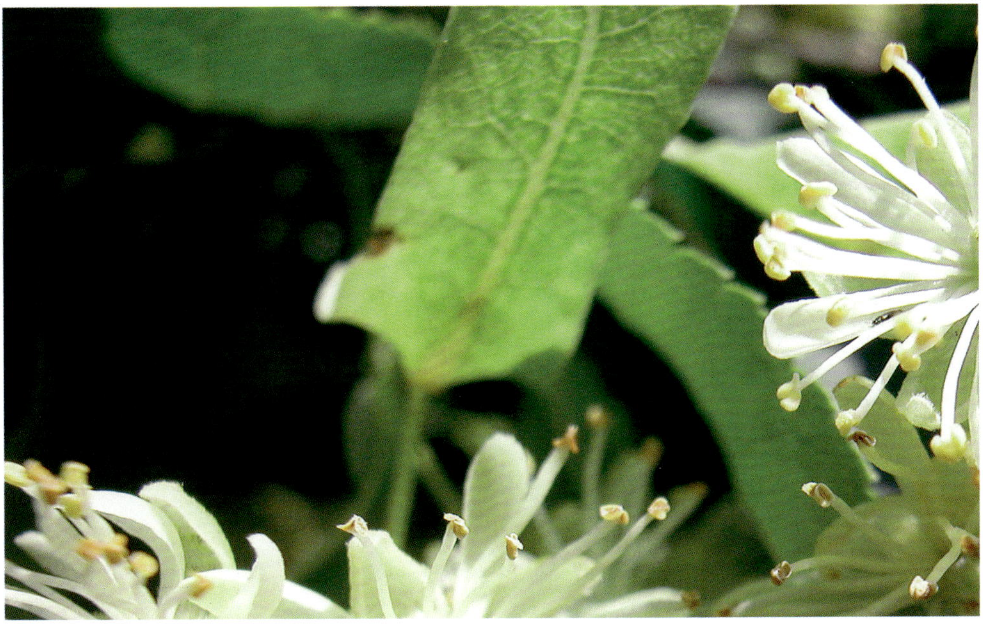

Lindenblüte

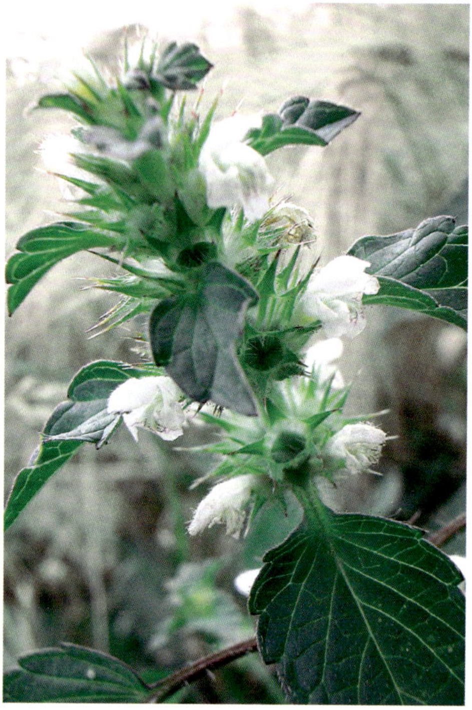

Weiße Nessel

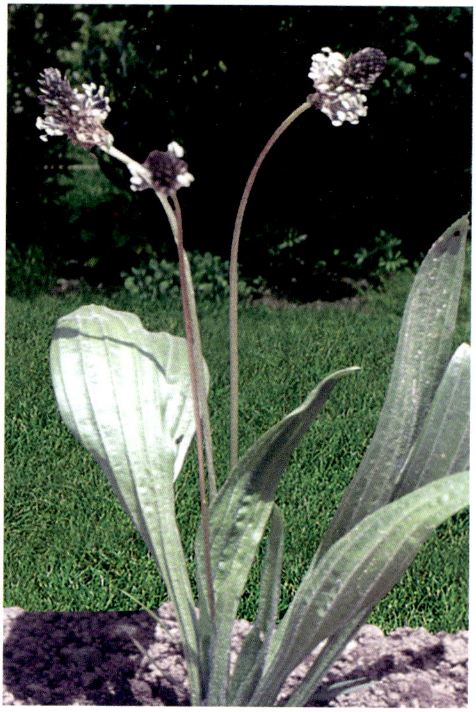

Spitzwegerich

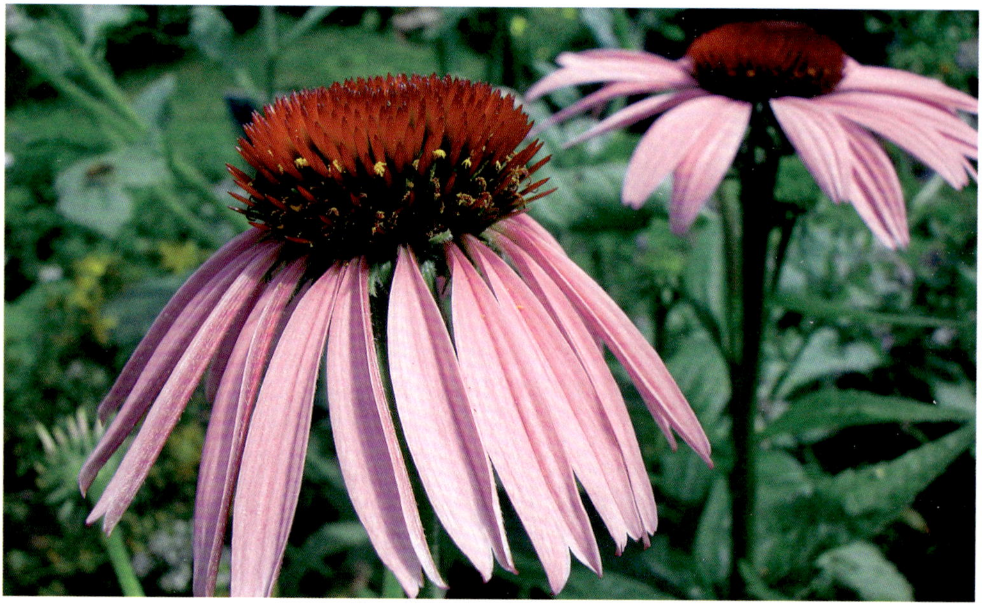

Sonnenhut

Kräuter - Und sie heilen doch!

Auch wenn es schon über 15 Jahre zurückliegt, so soll ihnen das nachfolgende Beispiel zeigen, dass Kräuter durchaus wirken können, wenn andere Medikamente keine Wirkung mehr zeigen.

Vor über 15 Jahren kam eine Frau mit ihrer 80-jährigen Mutter zu mir. Die Mutter hatte neben der Nase eine tiefklaffende, offene Wunde. Ihre Tochter erzählte mir, dass dies laut den Ärzten ein Basaliom sei, ein nicht bösartiges Geschwür, das keine Metastasen bildet. Wie sie mir erzählte waren alle Versuche seitens der Ärzte, diese tiefe Wunde zu schließen, erfolglos. Die Frau bat mich, ihrer Mutter zu helfen. Und da ich ein freiheitsliebender Mensch bin, sagte ich ihr, dass ich mich mit dieser Form von Krankheit nicht befassen kann und darf, da ich keine Lust hätte, wie der bekannte deutsche Krebsarzt Dr. Issels, im Gefängnis zu landen. Dennoch bat sie mich eindringlich, ihr für die schlimme Wunde ihrer Mutter etwas zu geben. Ich gab ihr unser Gurgelwasser mit nach Hause und sagte ihr, wie sie es verwenden solle. Da ich selbst bisher so eine große offene Wunde noch nicht gesehen hatte, bat ich die Frau, die Wunde für mein Archiv fotografieren zu dürfen. Sie kam nach einigen Wochen wieder mit ihrer Mutter vorbei und die Wunde an der Nase war zugeheilt. Ich habe auch dies bildlich festgehalten. Man weiß ja nie.

Viele Menschen zweifeln das Heilen mit Kräutern an und meinen, es funktioniert nur, weil man daran glaubt. Wenn ein Mensch durch andere Mittel als von Medikamenten gesund wird, wird sehr oft behauptet der Kranke sei nur deswegen von dem Naturheilmittel gesund geworden, weil er fest daran geglaubt hat. Natürlich ist die Chance, gesund zu werden viel größer, wenn man auch an das glaubt, was man einnimmt. Positives Denken macht sich in allen Lebenslagen immer bezahlt. Der Großteil der Menschen, die meine Mittel anwenden, haben mich noch nie gesehen. Sie haben mir geschrieben oder am Telefon erzählt was ihnen fehlt und ich habe ihnen meine Kräutermischungen geschickt. Tausende von Briefen und Gesprächen mit Menschen im Laufe der Jahre sind mir Bestätigung genug, dass ich damit richtig liege. Heute regiert die Pharmaindustrie weltweit das Gesundheitswesen und setzt alles daran, uns einzureden, dass nur das wirken darf, was von ihr kommt und ihr Umsatz beschert.

Zwischen zu früh und zu spät liegt immer nur ein Augenblick.

Franz Werfel (1890-1945), österreichischer Schriftsteller

Kapitel 3

Vorsorgen und heilen mit Heilmoor und Kräutern

Praktische Anwendung für Mensch und Tier

... für die Frau

... für den Mann

... für das Kind

... für den Sportler

... für Tiere

Praktische Anwendung für Mensch und Tier

Im Laufe der letzten 35 Jahre habe ich unermüdlich geforscht und immer wieder neue Zusammenhänge und Wirkungsweisen entdeckt. Viele dieser Zusammenhänge und Wirkungsweisen sind heute von der Wissenschaft bestätigt. Viele Wirkungsweisen und Zusammenhänge entdeckten auch Menschen die meine Produkte gekauft und ausprobiert haben, und berichteten mir darüber. Ohne ihre zahlreichen Rückmeldungen gäbe es dieses Buch sicherlich nicht. In manchen Fällen habe ich die Anwender angerufen und sie nach ihren Erfolgen und über die Wirkung der Produkte befragt. Für mich ist jede dieser Rückmeldungen eine ganz besondere Freude, wird sorgfältig aufgehoben und archiviert, weil es für die Weiterentwicklung meiner Produkte sehr wichtig ist.

In den langen Jahren meines Wirkens erfuhr ich nicht nur die unglaublichsten Krankheitsgeschichten, sondern auch die unglaublichsten Heilerfolge. Würde ich sie in diesem Buch wiedergeben, würde man sicherlich meine Seriosität anzweifeln, so unglaublich sind sie. Ob es der Glaube dieser Menschen war, dass sie nun gesund wurden, ob es am Moor und den Kräutern lag, wer kann das schon mit letzter Wahrscheinlichkeit behaupten? Diese Menschen sind gesund geworden, sie und ich haben es erlebt, und das ist, was wirklich zählt.

Dieses Buch gibt mir die Möglichkeit, nicht nur meine, sondern auch die Erfahrungen meiner Anwender, an alle gesundheits- und naturbewussten Menschen, an Kranke und Gesunde, an Mütter und Väter, aber auch an Ärzte, Heilpraktiker und Therapeuten, weiterzugeben. Einerseits um ihnen zu zeigen, was uns die Natur Wertvolles zu Füssen gelegt hat, andererseits auch, um ihnen bewusst zu machen, das es klüger ist natürlich vorzusorgen, als später mit Medikamenten schwere Krankheiten kurieren zu müssen. Die vielen Rückmeldungen zeigen mir auch, dass im Laufe der Jahrzehnte ein großes Vertrauen in die von mir entwickelten Produkte entstanden ist. Ein Vertrauen, das mich heute antreibt, mit 85 Jahren, noch weiter zu forschen und zu entwickeln.

Mein Buch soll Ihnen ja nicht nur das Moor und die Kräuter nahe bringen, sondern Sie auch zum Nachdenken über Ihre Gesundheit anregen. Deshalb will ich Ihnen nun aus meiner Sicht und meiner Erfahrung einige wichtige Zusammenhänge und Wechselwirkungen zwischen Mensch, Umwelt und Gesundheit aufzeigen.

Praktische Anwendungen und Anwenderberichte für die Frau

Eine entscheidende Wirkungskette, die die Gesundheit unserer ganzen Bevölkerung negativ beeinflussen kann, beginnt durch ein falsches Verhalten der Frauen und öffnet vielen Krankheiten Tür und Tor. Heute laufen bereits ganz junge Mädchen einem falschen Schönheitsideal hinterher und hungern sich in die angeblich so glückverheißenden kleinen Kleidergrößen. Wer denkt schon in diesem Alter an seine Gesundheit, an die Gesundheit seiner zukünftigen Kinder oder darüber hinaus an deren Kinder? Hier braucht es vernünftige Eltern, die dem frühzeitig entgegenwirken.

Falsche Schönheitsvorbilder bringen heute die jüngere Generation dazu, ihrem Körper zu wenig gesunde, wertvolle Nahrung zuzuführen. Obendrein haben durch berufliche Doppelbelastung viele Mütter zu wenig Zeit, sich regelmäßig um eine gesunde, vollwertige Ernährung ihrer Kinder zu kümmern. Hier wird unbewusst ein Grundstein für eine bedenkliche Entwicklung unserer Gesellschaft gelegt. Irgendwann werden diese falsch ernährten jungen Mädchen Mütter. Schwangerschaft und Geburt rauben ihrem ohnehin geschwächten Organismus weitere wertvolle Substanzen. Auch vergessen Frauen, dass ihr Körper, gerade nach einer Schwangerschaft und Geburt, wieder gestärkt werden muss und die Ärzte weisen sie leider zu wenig darauf hin. Um nur ja nicht zu dick zu werden, essen viele Frauen in der Schwangerschaft ganz bewusst nicht viel und kaum ist das Kind auf der Welt, hungern sie sich schnellstmöglich in die alte Kleidergröße hinein. Nebenbei stillt die junge Mutter ihr Kind, weil bekannt ist, wie wichtig das Stillen für das Kind ist. Glauben Sie wirklich, dass die Milch von einer über Jahre falsch ernährten jungen Frau so wertvoll ist für das Neugeborene?

Ich bin weder Mediziner noch Heilpraktiker, und ich weiß auch nicht, ob sich diese Behauptung jemals wissenschaftlich beweisen lässt. Doch ich glaube, dass diese Babys schon vom ersten Tag an zu Mangelerscheinungen mit nicht absehbaren Spätfolgen verurteilt sind. Aus diesen Babys können Männer und Frauen mit zunehmenden Allergien, schwachen Nerven, leichter Erregbarkeit, sinkender Belastbarkeit und noch weiteren Gesundheitsstörungen werden. Und gerade diese geschwächten Menschen müssen die ansteigenden Belastungen in Beruf, Alltag und Umwelt bewältigen.

Wie einfach und sinnvoll wäre es doch, nach einem natürlichen Vorgang, wie Schwangerschaft und Geburt es nun mal sind, mit natürlich kräftigenden Mitteln zu unterstützen und die Selbstheilungskräfte des Körpers zu aktivieren? Und durch das Stillen kräftigen diese natürlichen Wirkstoffe auch das Baby - frei von Nebenwirkungen. Ich habe mich oft gefragt, weshalb man in den Geburtsstationen der Krankenhäuser dieser wichtigen Wirkungskette nicht mehr Beachtung schenkt. Hier wäre Aufklärung in Kliniken, bei Frauenärzten und den Familien dringend notwendig.

Die häufigsten Anliegen, mit denen Frauen zu mir kommen, sind Probleme mit den Nerven, Zyklus- und Wechseljahresbeschwerden. In den Briefen, die ich erhalte, klagen Frauen dann über Wetterfühligkeit, Abgeschlagenheit, Leistungsabfall und Müdigkeit. Ihr Hormonhaushalt ist gestört, besser gesagt, der Spiegel der Östrogene ist zu niedrig. Da dieser sehr eng mit dem Kalziumhaushalt zusammenhängt, wird der gesamte Stoffwechsel des Körpers gestört und der Knochenabbau beginnt (Osteoporose). Auch Depressionen sind bei Frauen vor und während der Wechseljahre häufig. Wenn man dem nicht rechtzeitig entgegenwirkt, sind schwere Verdauungsstörungen, hoher Blutdruck und Herzbeschwerden als gefährliche Folgeerscheinungen nicht auszuschließen. Gerade hier kann das Moor wunderbar helfen. Mit seinen wertvollen Huminsäuren und zahlreichen anderen Wirkstoffen kann es diesen Problemen natürlich, kräftigend und ausgleichend entgegenwirken.

Schon vor hunderten von Jahren haben Frauen gegen ihre Beschwerden und auch gegen Kinderlosigkeit in Moor gebadet. Heute noch sind Moorbäder und Anwendungen ein von vielen Ärzten verordnetes, wirkungsvolles Heilmittel bei verschiedenen Frauenbeschwerden. Das Moor kräftigt den gesamten Körper, regt den Stoffwechsel an und bringt das körpereigene Immunsystem auf Trab. Auf ganz natürliche und verträgliche Weise aktiviert es die Selbstheilungskräfte des Körpers.

Neben den Moorbädern hat sich das Trinkmoor in den letzten Jahren wunderbar bewährt. Einfach anzuwenden, schon bei ersten Anzeichen von Wechseljahresbeschwerden, bei Regelbeschwerden, in der Schwangerschaft und nach der Geburt, bringt es die körpereigene Hormonproduktion wieder in Schwung. Ärzte verschreiben Frauen häufig ein künstliches Östrogen. Doch nicht jede Frau verträgt solche Hormone und hat mit unangenehmen Nebenwirkungen zu kämpfen. Heilmoor hat keine Nebenwirkungen. Vor kurzem hat die Wissenschaft entdeckt, dass in einigen Kräutern Wirkstoffe enthalten sind, die den Stoffwechsel derart beeinflussen, dass die körpereigene Östrogeneproduktion wieder angeregt wird. Dies wundert mich nicht, da Schafgarbe, weiße Nessel und Frauenmantel schon seit langem dafür verwendet werden.

Zahlreiche Anwender haben mir berichtet, dass sie im Frühjahr und Herbst eine Kur mit Trinkmoor gemacht haben und damit lästige Infekte oder Grippewellen gesund überstanden haben und sich insgesamt deutlich leistungsfähiger fühlten.

Frauen berichteten mir

Eine Frau aus Niederösterreich hatte mit einer chronischen Blasenentzündung zu tun. Von ihrem Arzt bekam sie dagegen Antibiotika. Eines Tages wollte sich die Frau wieder das Antibiotikum verschreiben lassen. Doch ihr Arzt war in Urlaub. Sie hatte das Gurgelwasser zu Hause, und sie dachte sich, wenn es bei Entzündungen im Hals und Rachenbereich hilft, vielleicht hilft es auch bei anderen Entzündungen im Körper. Also trank sie zwei Schluck vom Gurgelwasser und an den zwei darauf folgenden Tagen noch einmal zwei Esslöffel dreimal täglich. Und ob sie es glauben oder nicht, nach diesen drei Tagen war die Blasenentzündung verschwunden. Das war bereits vor einigen Jahren, und bis heute hat sie damit keine Probleme mehr.

Eine Mutter kam vor Jahren mit ihrer 18-jährigen Tochter zu mir. Weil das Mädchen infantil war, bekam sie nur nach Einnahme von Medikamenten ihre monatliche Regel. Ihr Körper, ihre Gebärmutter und Eierstöcke waren unterernährt. Ihr Arzt lehnte nach jahrelanger Verschreibung schwerer Medikamente ab, diese ihrer Tochter auf Dauer zu verschreiben und empfahl ihr, einen Kräuterkundigen aufzusuchen. So kam sie zu mir. Ich erkannte, dass das Mädchen auch stark anämisch war und gab ihr das Trinkmoor und das Nervenmittel, das mir früher schon selbst so gut geholfen hatte, mit auf den Weg. Nach nur sechs Monaten hatte die junge Frau ihre Periode wieder regelmäßig. Sie sah bei ihrem späteren Besuch so gesund aus, dass ich sie beinah nicht mehr wieder erkannt hätte. Der Fall liegt schon Jahre zurück und das Mädchen ist heute eine gesunde Mutter eines gesunden Kindes.

Eine Dame aus der Steiermark berichtete mir, dass sie das Trinkmoor gegen zu hohen Blutdruck nimmt. Und zwar jeweils einen Teelöffel am Mittag und am Nachmittag. Am Abend ist der Blutdruck dann in Ordnung.

Ich bekam im Laufe der Zeit zunehmend Briefe, in denen mir Menschen berichteten, dass sie Nagelpilz, Hautpilz oder Scheidenpilz hatten. Einmal kam eine Frau, die einen Kandidapilz hatte und mich fragte, ob es gegen diesen Pilz überhaupt nichts gäbe. Ich gab der Frau das Gurgelwasser zu trinken. Da man es auch bei Nieren- und Blasenentzündungen trinken kann, könnte es ja auch bei Kandidapilz im Darm helfen. Mein Gespür gab mir Recht. Als die Frau zur Untersuchung zu ihrem Arzt ging, war der Pilz weg.

Ich habe auch Berichte von Frauen, die mit einem Scheidenpilz zu kämpfen hatten. Ein ganz lästiges und hartnäckiges Übel, wie man mir berichtete. Ich empfahl diesen Frauen, zweimal täglich stundenweise Einlagen mit in Gurwason getränkten Binden, Wattebäuschchen zu machen. Ebenso kann man einen kleinen, in Gurwason getränk-

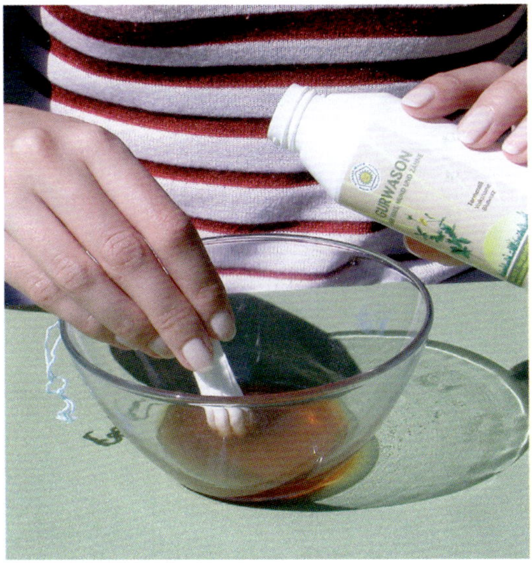

ten Tampon einführen. Diese Frauen berichteten mir, dass schon nach drei bis vier Tagen der lästige Juckreiz weg war.

Einige Male hatte ich selbst eine starke Pilzerkrankung zwischen den Zehen. Ich machte mir Einlagen mit einem in Gurgelwasser getränkten Wattebausch. Nach zwei Tagen war der Pilz verschwunden. Gerade Hautpilz spricht auf die Behandlung gut an und ist nach wenigen Anwendungen weg.

Eine Frau berichtete mir von jahrelangen Fehlversuchen mit Tinkturen und Medikamenten aus der Apotheke ihrem Nagelpilz Herr zu werden. Bestenfalls er blieb bestehen und breitete sich nicht weiter aus. Ich riet ihr ihre Nägel drei Wochen lang in Gurgelwasser zu baden. Wie sie mir begeistert erzählte, war der über sieben Jahre bestehende Nagelpilz schon nach kurzer Zeit verschwunden und ist bis heute nicht mehr wieder gekommen.

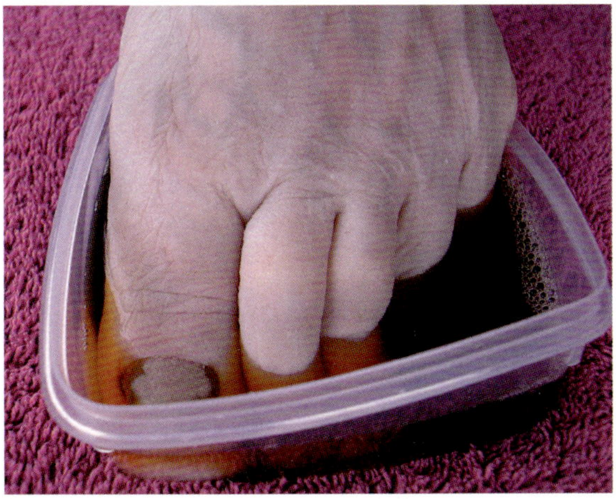

Die Schulmedizin hat die diversen Pilze immer mit Antimykotika zu behandeln versucht. Das hat den Pilzen so gut getan, dass sie dann noch besser gewachsen sind und im Laufe der Zeit gegen viele dieser Mittelchen resistent wurden. Ich habe mich in den letzten Jahren immer mehr für diese Pilzgeschichte interessiert. Bei meinen Recherchen habe ich sogar ein Medikament gefunden, dass das hochgiftige Quecksilber enthielt. Eines der gefährlichsten Metalle für den menschlichen Organismus.

Praktische Anwendungen und Anwenderberichte für den Mann

Mit dem Kranksein haben Männer ja so ihr Problem, weit mehr als Frauen, die vorsorglich denken und vernünftiger leben. Männer gehen nicht gerne zum Arzt, glauben Krankheiten seien meist nur Einbildung oder wollen sich Krankheit, eine Form von körperlicher Schwäche, nicht zugestehen.

„Ein kluger Mann sorgt vor" ist eine Redewendung, die die meisten Männer gerne beim Geldverdienen anwenden. Diese Redewendung sollten sie aber auch mal bei ihrer Gesundheit beherzigen. Vor allem, weil sie heute in Beruf, Familie und Gesellschaft stärker gefordert sind als dies früher der Fall war. Männer suchen nicht selten erst medizinische Hilfe, wenn es schon zu spät ist. Das kann sich fatal auswirken. Dann kann es passieren, dass ein einfach zu heilendes Magen- oder Darmgeschwür schon in Krebs übergegangen ist. Männer nutzen leider weit weniger als Frauen die von den Kassen angebotenen und so wichtigen Vorsorgeuntersuchungen, wie beispielsweise die regelmäßige Prostatauntersuchung. Zudem sind Stress und Alkohol bei den Männern häufige Krankheitsauslöser.

Wenn die Werbung gerade den Männern einreden mag, regelmäßiger Alkoholgenuss ist männlich und gesellschaftsfähig, unseren Organen macht er schwer zu schaffen. Auch wenn man sagt, ein Gläschen Wein pro Tag ist gesund und lebensverlängernd, das regelmäßige Trinken bei jedem sich bietenden Anlass ist es sicherlich nicht.

Ob beruflicher Stress, privater Kummer, Feiern oder Geschäftsessen, wer will findet zum Trinken immer einen Anlass und tut seiner Leber damit nichts Gutes. Sie ist nicht nur eines der wichtigsten Organe zur Gesunderhaltung, sondern auch eines der anfälligsten Organe. Weil sie keine Schmerzen empfinden kann, bemerkt man leider erst sehr spät, dass sie krank ist. Sie wäre aber sehr leicht zu behandeln, wenn man früh genug etwas unternimmt. Gerade für die Leber stellt die Natur sehr viele gute Kräuter bereit, die schnell und effizient wirken. Frühzeitig Heilmoor in Verbindung mit den richtigen Kräutern genommen, eine vernünftige Lebensweise und man wäre wieder gesund und leistungsfähig. Das ist doch eigentlich genau das, was sich Männer wünschen oder?

Auch wenn sie als Frau jetzt dieses Buch lesen, geben sie es ihrem Mann in die Hand und zeigen sie ihm, dass die Natur für ihn viele wunderbare Mittel zur Leistungssteigerung, zur Gesunderhaltung, zur Bewältigung von Stress oder bei Krankheiten der Prostata, des Herzens oder des Kreislaufs parat hält. Nur die Mittel regelmäßig einnehmen, das muss er dann schon selbst.

Männer berichteten mir

Ein relativ junger Mann mit einem gut gehenden Geschäft und glücklich verheiratet, bekommt plötzlich schwere Depressionen. Wir kennen uns schon einige Jahre und sehen uns ab und zu. Ich hatte aber nie den Eindruck, dass mit diesem Menschen etwas nicht in Ordnung sein könnte. Eines schönen Tages kamen seine Frau und seine Schwiegermutter zu mir und berichteten, dass etwas passiert war. Der Mann war mit den Nerven total am Ende. Er sah für seine Zukunft nur noch einen Trümmerhaufen, obwohl es meiner Meinung nach nur ein ganz kleines Scherbenhäufchen war. Er sah sich in einem Irrgarten ohne Ausgang und ich war erstaunt, welche Kleinigkeit diese Katastrophe ausgelöst hatte. Nach zwei Tagen kam der Mann mit seiner Frau zu mir und ich unterhielt mich zwei Stunden lang mit ihm und brachte ihn dabei zum Nachdenken. Ich hielt ihm vor Augen, wie geringfügig eigentlich der Grund war, der bei ihm diese Panik ausgelöst hatte. Bedingt durch seinen beruflichen Stress hatte ein ganz kleines Ereignis das Fass zum Überlaufen gebracht. Ich sagte ihm: „Jetzt nimmst du erst mal das Mawoson drei Monate brav ein und in zwei Wochen kommst du wieder. Dann reden wir wieder weiter.“ Er kam nach 14 Tagen wieder, und da war bei ihm alles ganz anders. Er hatte, wie ich ihm sagte, wirklich nachgedacht und er berichtete mir, dass ihm auch das Mawoson gut getan hatte. Natürlich war es nicht Mawoson allein, denn in nur zwei Wochen kann man von diesem Mittel keine so große Wirkung erwarten. Da musste schon einiges zusammen wirken, das Präparat, unser Gespräch und auch der Wunsch nach dem Gesund zu werden. Das Ganze entwickelte sich dann so weiter, dass der Mann nach vier Monaten wieder völlig gesund war und heute immer noch gesund ist. Ich treffe ihn manchmal und er erzählte mir, dass er das Mawoson immer griffbereit zuhause hat. Zum Anlass meines 80. Geburtstages schickte seine Frau mir eine Glückwunschkarte.

Praktische Anwendungen und Anwenderberichte für das Kind

Früher kamen nur ganz wenige Eltern mit ihren Kindern zu mir. Das hat sich in den letzten Jahren stark geändert. Viele Mütter kommen, weil ihre Kinder schon mit irgendwelchen Allergien geboren werden und sie ihren Neugeborenen nicht gleich Medikamente geben wollen.

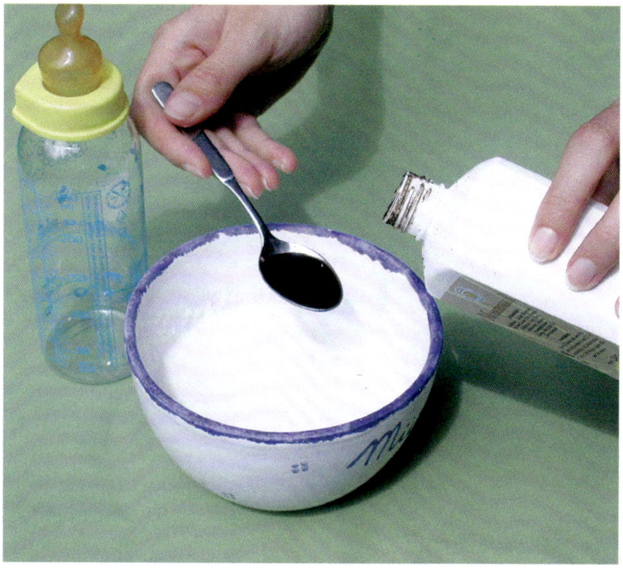

Würden die werdenden Mütter drei bis vier Monate vor dem Entbinden schon das Trinkmoor anwenden, würden die Kinder gesünder zur Welt kommen und die Geburt würde für Mutter und Kind leichter vor sich gehen. Diese Erfahrungen haben mir viele Mütter im Laufe der Jahre bestätigt. Sprechen Sie darüber doch einmal mit Ihrem Gynäkologen. Aber auch beim Stillen kommt eine Moortrinkkur dem Kind zugute. Wenn die Mutter nicht stillen kann oder will, dann könnte sie täglich zweimal einen halben Teelöffel Moortrinkkur sogar in das Fläschchen geben. Die Kinder würden nicht so leicht eine Allergie bekommen, weil die Wirkstoffe der Kräuter, die in der Moortrinkkur enthalten sind, den Körper und das Immunsystem stärken und eine gesunde Verdauung fördern.

Eine Mandelentzündung (Angina) tritt heute bei Kindern immer öfter und früher auf. Bekommen Kinder im ersten Lebensjahr eine akute Angina, könnte man auch den Schnuller in ein mit etwas Honig vermischtes Gurwason tauchen. Für ältere Kinder kann man zwei Teile Gurwason mit einem Teil Honig gut vermischen und davon dann immer einen viertel Teelöffel einnehmen lassen. Das hilft auch, wenn Kinder Husten haben.

Macht man das schon bei den ersten Anzeichen, erzielt man damit sehr gute Erfolge und lindert oder verkürzt den Verlauf der Krankheit. Selbst eine Kinderbronchitis kann man mit der Moortrinkkur, Lumison und dem Kaltinhalationsöl ganz ausheilen.

Mütter liefern mir immer wieder wertvolle Ideen, weil sie, von ersten Erfolgen begeistert, auch eher bereit sind, Neues auszuprobieren. So haben sie meine Mittel auch mit gutem Erfolg bei Schulstress, vor schweren Schularbeiten oder Diplomprüfungen, bei Konzentrationsstörungen und Liebeskummer angewendet und mir hinterher ganz begeistert davon berichtet.

Unsere leistungsorientierte Gesellschaft fordert heute selbst unseren Kindern immer früher immer mehr ab. Handy, Computer und das Fernsehen tun das Übrige dazu. Die tagtäglich auf sie einströmenden Reize und Anforderungen können unsere Kinder nur noch schwer bewältigen. Folgen sind Konzentrationsstörungen, Stimmungsschwankungen, Reizbarkeit oder Schlaflosigkeit. Unterstützung durch eine liebevolle Erziehung, gesunde Ernährung und kräftigende Mittel aus der Natur helfen unseren Kindern, die auf sie einstürmenden Anforderungen besser zu bewältigen. Auf Grund ihrer guten Verträglichkeit und der schonenden Herstellung können fast alle unsere Präparate auch bei Kindern angewendet werden.

Mütter berichteten mir

Eine Mutter erzählte mir, dass sie ihren beiden erwachsenen Kindern bei Liebeskummer und bei Prüfungsstress das Mawoson gegeben hat. Es hat zwar ihrem Sohn die Freundin nicht wieder gebracht, aber Sohn und Tochter wurden schon nach ein paar Wochen viel stabiler, ruhiger und gelassener. Den Kindern selbst fiel sogar auf, dass sie ruhiger schliefen und trotz Kummer und Stress guter Stimmung waren.

Manchmal hilft auch schon das Trinken eines Tees, wie mir eine andere Mutter berichtete. Sie gibt ihrer studierenden Tochter, die immer, wenn sie unter Stress steht, wie bei Prüfungen, eine Blasenentzündung bekommt, vorsorglich den Niermy-Tee zu trinken. Seit sie den Tee in regelmäßigen Abständen trinkt, ist die Häufigkeit und die Schwere der Blasenentzündungen stark zurückgegangen.

Praktische Anwendungen und Anwenderberichte für den Sportler

In den letzten Jahren stelle ich fest, dass meine Moor- und Kräutermischungen immer häufiger von sportlich aktiven Menschen, ja sogar von Nationalmannschaften verwendet werden. Dies mag wohl an ihrer natürlichen und kräftigenden Wirkung liegen, denn meine Produkte sind natürlich, ohne aufputschende Substanzen und können deshalb sogar bei Wettkämpfen eingenommen werden.

Für Sportler ist es besonders wichtig, auf den Punkt genau höchste Leistungen zu bringen. Eine Halsentzündung, Grippe oder Husten können sie sich dabei nicht erlauben. Bestimmte Medikamente dürfen sie aber wegen der Dopinggefahr nicht nehmen. Manchmal bleibt den Sportlern nichts anderes mehr übrig, als ihre Teilnahme am Wettkampf abzusagen. Hier kann meine Gurgelmischung auf schnelle und wirkungsvolle Weise Abhilfe schaffen, ohne den Organismus zu belasten,oder sich der Dopinggefahr auszusetzen.

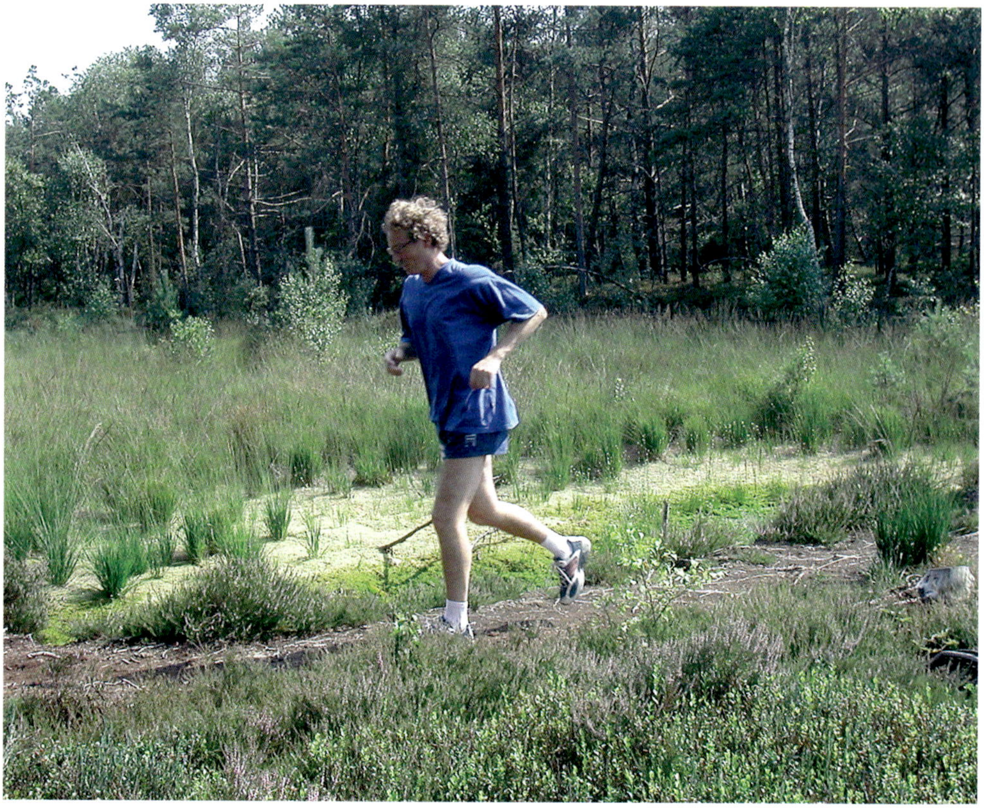

Wenn sie bei den ersten Anzeichen sofort alle zwei Stunden mit lauwarmem Gurgelwasser gurgeln würden, könnten solche Pannen nicht passieren. Das Gurgelwasser wirkt schon nach wenigen Stunden entzündungshemmend, Fieber und Leistungsverlust bleiben dem Sportler erspart.

Einige meiner Moor- und Kräutermischungen werden heute schon von den österreichischen Nationalmannschaften, z.B. der Segler, Surfer und Leichtathleten eingesetzt. Beliebt sind hier vor allem die Moor- und Kräutercreme, die Kräutereinreibung und das Mawoson. Sie haben sich bestens bewährt bei Muskelkater, Sehenüberdehnungen, Zerrungen, Blutergüssen, Krämpfen und Prellungen. Das Mawoson wird von den Sportlern gerne zur Stärkung der Nerven vor sportlichen Wettkämpfen genommen, manche nehmen es sogar die ganze Wettkampfsaison hindurch.

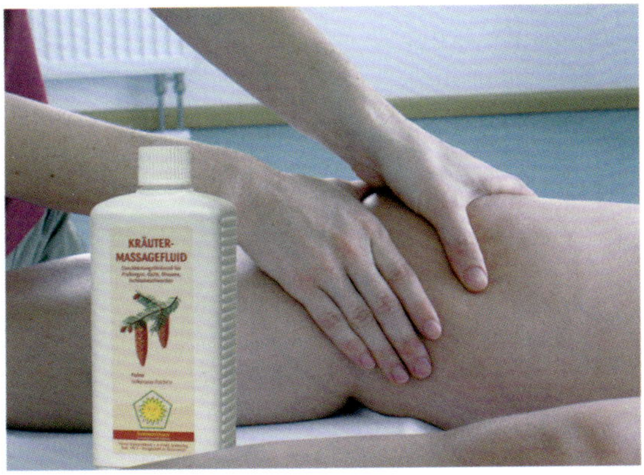

Wenn man bei Sport-Unfällen die betroffenen Stellen alle paar Stunden mit der Einreibung und der Moor-Kräutercreme mit Murmeltierfett einreibt, kann man die Heilzeit verkürzen. Dies ist besonders für Leistungssportler wichtig. Stark beanspruchte Druckstellen in Sport- oder Wanderschuhen oder von Luft und Sonne angegriffene Haut lassen sich wunderbar mit der nährenden Moor- und Kräutercreme pflegen.
Für sportlich aktive Menschen bieten sich Moor- und Kräuterprodukte auf Grund ihrer nährenden, kräftigenden und nervenstärkenden Wirkung ganz besonders an.

Sportler berichteten mir

Eine Masseurin berichtete mir von erstaunlichen Erfolgen mit unserem Gurgelwasser. Sie hat es immer in ihrem Gepäck dabei, wenn sie mit ihrer Mannschaft auf Reisen zu Wettbewerben geht. Schon bei den ersten Anzeichen von Schnupfen, Angina oder Erkältungen gibt sie es ihren Patienten.

Ein begeisterter Tourengeher und Alpinist holt sich seit Jahren regelmäßig die Moorcreme. Vor jeder Tour cremt er sich damit die Füße gut ein. Begeistert hat er uns berichtet, dass er, seit er sie verwendet, nie mehr Blasen an den Füßen bekam. Die Creme gehört mittlerweile zu seiner Standardausrüstung im Rucksack. Dies wundert mich nicht, denn die darin enthaltenen Wirkstoffe und Huminsäuren schützen die Haut nicht nur, sondern nähren und kräftigen sie auch.

Ein Opernsänger aus Salzburg ist begeisterter Anhänger des Gurgelwassers und hat es immer griffbereit in seiner Nähe, um schon bei ersten Anzeichen einer Erkältung darauf zugreifen zu können.

Ein Skilehrer aus Australien besuchte seinen bei uns in Anthering lebenden Bruder. Drei Tage vor seiner Rückreise nach Australien sprang dieser unglücklich von einem Arbeitsgerüst und zog sich eine schwere Kreuzbandzerrung zu. Er konnte auf dem Fuß nicht mehr stehen. Statt zum Arzt zu gehen, kam er zu mir und fragte mich ob ich für ihn nicht etwas hätte, damit er in drei Tagen wenigstens die Rückreise antreten könnte. Ich gab ihm meine Einreibung und Uni-Creme mit und sagte ihm, dass er damit alle drei Stunden seinen Fuß einreiben und eincremen soll. Drei Tage später konnte er humpelnd den Rückflug nach Australien antreten. Er bedankte sich später in einem Brief dafür, dass ihm damit auch seine Arbeit als Skilehrer für die Saison gerettet wurde.

Praktische Anwendungen und Anwenderberichte für Tiere

Es waren die Tiere, die dem Menschen die heilende Wirkung des Moores nahe brachten. Verletzte Tiere legten sich instinktiv ins Moor, um Ihre Wunden zu heilen und brachten damit den Menschen erst auf die Idee, dieses auch für sich zu nutzen.

Aber Moor ist nicht gleich Moor. Die Qualität des fertigen Heilmoores und dessen Wirkung auf unseren Organismus hängt sehr stark von der Vielfalt der umgewandelten Stoffe, der Kräuter, Wurzeln, Sträucher oder Blüten sowie von der Qualität des Wassers ab. Unser Salzburger Moor entstand in einem langwierigen Umwandlungsprozess. Mit den wertvollen Inhaltsstoffen von über 350 verschiedenen Kräutern und deren pharmakologischer Wirkung ist es als eines der besten Heilmoore Europas ausgezeichnet.

Aus diesem hochwertigen Heilmoor wird auch das Tiermoor hergestellt, das einen besonders günstigen Einfluss auf den Stoffwechsel, auf die Verdauungsorgane, die Darmflora und auf die Abwehrkraft der Tiere hat. Die Wirkstoffe in dem Moor bewirken, dass das aufgenommene Futter besser ausgewertet wird. Die Tiere fühlen sich wohl, sind sichtlich vitaler, aktiver und aufnahmefähiger. Außerdem schützt das Heilmoor die Tiere vor Krankheiten. Ich habe selbst dazu Versuche mit Masthühnern gemacht. Einer Gruppe gab ich die ganze Mastperiode hindurch das Tiermoor zum Futter, der anderen keines. Man konnte deutlich sehen, dass die Gruppe, die das Tiermoor bekam, stärker wuchs als die Hühner, die kein Tiermoor bekamen. Um sicher zu gehen, führte ich diesen Versuch mehrmals durch; immer hatten die mit Tiermoor gefütterten Tiere zehn Prozent mehr Gewicht.

Die Anwendung von Tiermoor ist bei verschiedensten Problemen zu empfehlen: bei Fruchtbarkeitsstörungen, Trächtigkeitsproblemen, Aufzuchtsproblemen, Vergiftungserscheinungen, Fressunlust, Durchfall, Verdauungsstörungen, Zysten, Lungenentzündungen, Mauke, Ekzemen, struppigem Fell und Haarausfall. Auch werden Mangelerscheinungen und hier vor allem Mineralstoffmangel (erkennbar durch Kotfressen) abgewendet. In jedem Fall hat das Heilmoor einen positiven Einfluss auf den Krankheitsverlauf und bietet gegenüber herkömmlichen - meist künstlich hergestellten Produkten - viele zusätzliche Vorteile.

- Es ist völlig unbedenklich in der Verabreichung
- Es handelt sich um ein reines Naturprodukt.
- Es sind keinerlei Nebenwirkungen bekannt.
- Es ist problemlos zu verabreichen, da es ins Futter oder in das Trinkwasser gemischt werden kann.
- Es ist universell einsetzbar und für jede Rasse geeignet.
- Es wird von den Tieren selbst gut angenommen.
- Es ist ein äußerst wirtschaftliches Produkt, da es sehr ergiebig ist.
- Es ist ein natürliches Produkt ohne jegliche Lockstoffe oder Konservierungsmittel.

Heute ist einwandfrei bewiesen, dass die Anwendung von Tiermoor eine alternative Behandlungsmethode im veterinärmedizinischen Bereich darstellt.

Tierbesitzer berichteten mir

Ein Hundebesitzer aus Tirol erzählte mir, dass er seinem Hund, der monatelang mit Hautekzemen geplagt war, das Tiermoor und zusätzlich das Lemison, den Kräuterauszug für die Leber, gegeben hat. Bereits nach einer Woche waren die Ekzeme verschwunden und der Hund wieder wohlauf.

Vor etlichen Jahren stieß ich bei einem Bauern auf eine kranke Katze. Zerzaust, mit struppigem Fell und schwerem Durchfall hat der Anblick des Tieres mein Mitleid so erregt, dass ich es kurzerhand mitnahm. Ich gab ihm Tiermoor ins Futter. Die Katze war ganz wild auf das Moor und fraß es mit Appetit. Schon bald wog sie über vier Kilogramm und war gesund und munter.

Ein Bauer kam eines Tages zu mir und bat mich um ein Mittel für seine Kühe. Sie hatten seit Tagen Gebärmutterentzündung, die trotz Behandlung durch den Tierarzt, nicht besser wurden. Ich gab ihm das Tiermoor mit und machte ihm ein spezielles Mittel, mit dem er bei den Tieren Scheidenspülungen durchführen sollte. Nach nur fünf Tagen waren alle acht Kühe wieder gesund.

Eine Bäuerin kam vor vielen Jahren zu mir, mit der Bitte um ein Mittel für ihre Kuh. Diese würde so schwer kalben, dass sie jedes Mal mehrere Männer dazu brauchte. Das war noch ganz am Anfang meiner Selbstständigkeit und ich war mir nicht sicher, ob das Tiermoor dabei auch helfen würde. Aber da es nicht schaden konnte empfahl ich der Frau, die nächsten drei Wochen bis zum Kalben regelmäßig das Tiermoor zu geben. Wenige Wochen später läutete das Telefon und die Bäuerin berichtete, dass sie eines Morgens in den Stall kam und die Kuh ganz alleine, ohne fremde Hilfe, in der Nacht gekalbt hatte.

Im Laufe der Jahre habe ich immer wieder so wunderbare Erfolge bei oft schweren und schier aussichtslosen Leiden bei den Tieren erlebt. Viele der hier auszugsweise wiedergegebenen Heilerfolge haben sich später dann mehrfach bestätigt. Viele Anwender haben mir auch berichtet, das ihre Tiere, ob Pferde, Kühe oder Katzen, das Tiermoor gerne mögen, was die Verabreichung und das Gesundwerden für alle leichter macht.

Originalbriefe von Anwendern

Auf den nachfolgenden Seiten finden Sie einen kleinen Auszug aus tausenden Briefen welche ich in den letzten 35 Jahren erhalten habe. Jeder dieser Briefe ist sorgfältig archiviert, da dies für die Weiterentwicklung meiner Produkte wichtig ist.

Es handelt sich ausschließlich um Originalbriefe von Anwendern. Der Großteil der Briefe stammt von Frauen und Müttern. Alle Briefe geben die Erfahrungen und Meinungen der Briefeschreiber wieder. Mit der Ablichtung der Briefe will ich Ihnen zeigen, dass Heilmoor und Kräuter auch bei schweren Leiden helfen können.

Auf Grund schwer lesbarer Handschriften wurden einige Briefe nur im Originalwortlaut wiedergegeben.

Die Genehmigung der Schreiber zur Veröffentlichung liegt mir vor.

Auch wenn einige mir die Erlaubnis zur Veröffentlichung ihrer persönlichen Daten gegeben haben, so will ich dennoch ihre Privatsphäre schützen und habe deshalb bei allen Briefen Namen und Anschriften gelöscht.

Herrn
Franz F I N K

A n t h e r i n g

Sehr geehrter Herr Franz FINK !

Es ist mir ein Bedürfnis, Sie von meinem gesundheitlichen Erfolg zu informieren.

Vor ungefähr drei Jahren bin ich durch Empfehlung von Bekannten auf Sie aufmerksam geworden. Mein Frauenarzt hat mir ziemlich genau zur selben Zeit die Diagnose gestellt, mit 3 verschieden großen Myomen belastet zu sein. Ich habe sofort an Sie gedacht und mich an Sie gewandt.

Durch die 3 Monate dauernde Moortrinkkur sowie einem Kräuterextrakt und Kräutertee habe ich Gott sei Dank meine Myome zum Verschwinden gebracht. Ich habe mich auch sehr wohl gefühlt während dieser Zeit und habe auch überraschenderweise mein zeitweise auftretendes Sodbrennen restlos bekämpfen können.

Ich bin wahnsinnig froh über diesen gesundheitlichen Erfolg und bin Ihnen sehr dankbar dafür. Auf alle Fälle werde ich Sie hinkünftig an mein Freunde und Bekannte weiter empfehlen und mich, wenn nötig, wieder an Sie wenden.

Mit freundlichen Grüßen !

PERSÖNLICH

am 18.4.2002

S.g. Herr Fink!

Ich habe Ihr Buch mit großer Faszination gelesen. Sie haben ein wunderbares Werk geschaffen und in meinen Augen Unglaubliches geleistet, um so viel über die Heilkunst der Natur zu erfahren und dieses Wissen auch zu vermitteln.

Ich bin Pharmaziestudentin im 4. Semester. Ich möchte aber später nicht nur in der Apotheke stehen, und schön ein Medikament nach dem anderen zu verkaufen. Mein Ziel ist es zu heilen. Ich glaube, daß es nichts gibt, was die Natur nicht heilen könnte. Man muß nur lange genug suchen.

Sie haben in ihrem Buch erwähnt, daß man über eine gewisse Gabe verfügen muß, um die Kräfte der Natur so nutzen zu können wie Sie es tun.
Ich weiß nicht ob ich diese Gabe besitze. Ich weiß aber, daß mein Wunsch zu heilen in den letzten Jahren immer stärker geworden ist. Deshalb habe ich mich auch in Reiki einschulen lassen, allerdings nur bis zum ersten Grad. Aber ich merke schon manchmal, wie die Energie zu fließen beginnt und bisher haben alle meine Behandlung als angenehm empfunden.

Da ich hier keinen Roman schreiben möchte, sollte ich nun zum Thema kommen:
Sie verfügen über ein sehr großes Wissen über die Heilmittel aus der Natur. Da auch ich später diesen Weg wählen werde möchte ich mit der Bitte an Sie herantreten – wenn es nicht zu vermessen erscheint – mich an ihrem Wissen teilhaben zu lassen. Ihre Jahre der Erfahrung wären für mich von unschätzbaren Wert, da ich gerade erst anfange mich mit dieser Materie zu beschäftigen.

Ich würde mich sehr über eine Antwort von Ihnen freuen.

Mit freundlichen Grüßen

Lieber Herr Fink!
Ich bin die Nichte von Frau Gröbner aus Traisen und ich möchte mich zuerst mal ganz herzlich bedanken für diese wunderbare Kräutermedizin,die meinem Cousin Raimund sicher das Leben gerettet hat.Jetzt kann er wieder lachen und seine Augen strahlen vor Glück und Freude und er ist immer zu einem Schabernack aufgelegt-von ganzem Herzen möchte ich Ihnen DANKE sagen!!!
Ich selbst habe das Mawoson und die Moortrinkkur genommen und ich muss Ihnen sagen-meine Verdauungsschwierigkeiten sind weg und ich weiss nicht genau,wie ich es beschreiben soll-ich habe das Gefühl auch seelisch stabiler und stärker geworden zu sein.Jetzt habe ich noch eine Frage,während dieser Kur habe ich fast 4Kilo zugenommen-ist es möglich,dass man auf gewisse Kräuter mehr Hunger bekommt oder bin ich mit meinen 44Jahren schon in Wechselnähe-esse auch gerne Süsses,jedoch nicht mehr,als früher.Bin 160cm gross und habe fast 62Kilo-am wohlsten hab ich mich mit 10 Kilos weniger gefühlt-können Sie mir vielleicht helfen?Habe bis jetzt meine Kräutermedizin immer bei Frau Recheis in Wien15 geholt,aber wir kommen zeitmässig nicht mehr so leicht zusammen und so möchte ich in Zukunft gerne bei Ihnen bestellen.
Jetzt habe ich noch ein grosses Anliegen-mein Stiefvater in der Schweiz ist vor 2Wochen operiert worden,ein bösartiges Geschwür im Mastdarm-seine Mutter hatte vor 40 Jahren dieselbe Krankheit.Es wurden ihm 30cm Darm entfernt,die Befunde sagen,dass sich keine Metastasen gebildet haben.Der Arzt hat ihm 6 Chemotherapien verordnet und ich möchte Sie fragen,ob Sie eine Kräutermedizin empfehlen würden,die er zusätzlich als Unterstützung und Stärkung nehmen könnte oder hat es während der Chemotherapie keine Wirkung.Wenn es etwas für ihn gibt,dann möchte ich ihm das schenken und ich möchte Sie fragen,ob es möglich ist,dass Sie mir die Rechnung schicken und ihm gleich in die Schweiz die Medizin,damit er es schneller nehmen kann.
Ich möchte mich noch für Ihr wunderbares Buch-Gesundheit aus dem Kräutertopf bedanken und sollte es wieder Informationen geben wäre ich Ihnen sehr dankbar,wenn Sie mir diese per Post oderInternet zukommen liessen.Haben Sie eine Internetseite?

Ich möchte Ihnen nochmal von ganzem Herzen DANKE sagen -Sie sind ein einzigartiger,wundervoller Mensch und ich wünsche Ihnen und Ihrer Familie von ganzem Herzen Gesundheit,Glück und Gottes Segen!
Herzliche Grüsse-alles Liebe und Gute

Brief 1

Zuerst einmal möchte ich mich bei Ihnen für die prompte Reaktion auf meine argen Hormon- und Zyklusprobleme bedanken. Mit Ihrer Moortrinkkur vom Dezember ´91 haben Sie ein wahres Wunder an meinem Körper bewirkt. Mein Zyklus läuft jetzt wie am Schnürchen und ich fühle mich rundum wohl. Sie haben es geschafft, mich glücklich zu machen, Danke! Vielleicht dürfte ich Sie jetzt auch mit den Problemen meiner jüngeren Schwester vertraut machen. Sie ist 23 Jahre alt, hatte mit 20 Jahren wegen Zysten an beiden Eierstöcken eine schwierige Unterleibsoperation. Dabei stellte sich heraus, dass auch beide Eileiter angegriffen waren, die wurden damals auch gereinigt. Da jetzt mit vorgeschrittenem Alter der Kinderwunsch akut wurde, entschloss sie sich zur nächsten Operation. Dabei wurden ihr abermals beide Eileiter gereinigt, in der Hoffnung doch noch zu einem Kind zu kommen.
Nun möchte ich mit der Bitte zu Ihnen kommen, ihr etwas schicken zu können, um ihren unregelmäßigen Zyklus in Ordnung bringen zu können. Seit dem Spitalaufenthalt ist sie psychisch sehr wenig belastbar und wiegt nur noch 46 Kilogramm auf 1,65 Meter Größe. Sie braucht unbedingt etwas körperlich Aufbauendes, damit sie mit sich selbst wieder zufrieden wird.
Ihre Frau ...

Brief 2

Ich danke Ihnen für Ihre Produkte, ich habe jetzt zumindest wieder eine regelmäßige Periode. Ich möchte nur noch wissen, ob ich die Kur öfter wiederholen soll, oder nur dann, wenn ich wieder Probleme habe.

Meine Anmerkung:
Wenn man längere Zeit über die Wechseljahre hinaus ist, wird man einmal im Jahr eine solche Kur machen, um den Körper dabei zu unterstützen, die Östrogene wieder regelmäßig zu erzeugen, um einem Knochenabbau vorzubeugen.

Brief 3

Sie haben mir vor circa zehn bis fünfzehn Jahren einmal geholfen, dafür bin ich Ihnen heute noch sehr dankbar, meine Nervosität in den Griff zu bekommen. Jetzt ist es wieder so weit, die Medikamente, die mir der Arzt verschreibt bringen keine Besserung. Vielleicht können Sie mir wieder etwas schicken. Ich bin jetzt 63 Jahre alt. Vielen Dank im Voraus.

Brief 4

Ich möchte Ihnen endlich schreiben, welches Glück mir zuteil wurde mit Ihrer Moortrinkkur. Als ich die drei Flaschen in Angriff nahm, haben sich plötzlich meine Harnwege wieder geöffnet, als wenn ich einen Stöpsel herausgezogen hätte, so viel Urin lief ab. Es hat schon lange nicht mehr geklappt, bin so glücklich darüber. Die Nieren- und Blasentees aus der Apotheke haben es nicht geschafft. Ich werde diese Moortrinkkur immer nehmen, fühle mich seit der Verwendung Ihrer Präparate wieder viel wohler, bis auf den dauernden Krampf in den Fußgelenken. Ich glaube mein Blut ist zu dick, habe auch seit dem 36. Lebensjahr keine regelmäßig Blutung mehr. Vielleicht haben Sie auch für das etwas in Ihrem Sortiment.
Herzliche Grüße und Wünsche, dass sie noch lange so segensreich wirken können, damit sich nicht die ganze Menschheit mit Medikamenten vergiften muss. Ihre Frau ...

Brief 5

Wollte mich bei Ihnen für den Heilerfolg bedanken. Sie haben mich von den schweren Schmerzen der Polyarthritis befreit. Es war ein Leidensweg, zehn Wochen habe ich im Sessel oder Liege mit Schmerzen, die kaum zu ertragen waren, verbracht. Ich hatte keine Lebenslust mehr, es waren alle Gelenke am ganzen Körper betroffen. Sogar die Halswirbel, sowie auch die Lendenwirbel. Ich war nur noch ein Häufchen Elend. Ich bedanke mich bei Ihnen Herr Fink aufs aller Herzlichste, dass Sie mir obwohl es vor Weihnachten war, auf dem schnellsten Wege die Präparate zugeschickt haben. Gleich nach dem ersten Auftragen der Moorpaste und danach der Moorkräutersalbe, verspürte ich eine leichte Linderung. So wurde es mir im Abstand jeder Woche immer etwas besser. Die Moortrinkkur, Sole, Gurgelwasser, Lemison und Mawoson haben für den Entgiftungsprozess gesorgt. Nach siebenwöchiger Kur bin ich die schweren Qualen fast los. Habe morgens noch leichte Schmerzen in den Schultern und den Knien. Zirka drei bis vier Stunden danach, geht es mir wieder gut, wenn die Präparate zur Wirkung kommen. Sehr geehrter Herr Fink, ich möchte weiterhin mein Leben in Ihre Hände legen. Habe unheimliche Angst, dass ich nach Absetzen Ihrer Präparate wieder einen Rückfall bekommen könnte, so wollte ich sie höflichst bitten, sich meiner anzunehmen. Habe im November einen Bluttest beim Hausarzt machen lassen. Das Ergebnis: Leberwerte sind noch nicht ganz in Ordnung. Die Leber war angegriffen von den schweren Medikamenten. Die weißen Blutkörperchen waren zu wenig durch das Kortison, das ich lange Zeit vorher schon, bevor ich Ihre Präparate anwendete, nehmen musste, um die Schmerzen halbwegs auszuhalten.

Ich vertraue Ihnen, Herr Fink, denn Sie sind mein Retter. Schicken Sie mir bitte die Präparate, die zur vollständigen Genesung führen und die Sie für mich notwendig erachten. Lieber Herr Fink, bleibenSie uns lange erhalten, möge Ihnen der Herrgott ein langes Leben bescheren, damit Sie Ihr Wissen weitergeben können.

Mit vielen Grüßen verbleibe ich, Ihre dankbare Frau...

Brief 6

Möchte Ihnen mitteilen und zugleich danksagen, für Ihre Hilfe betreffs meines Leidens. Ich nehme seit dem Besuch bei Ihnen am 04.08.1987 regelmäßig die Präparate, die sie mir empfohlen haben. Gestern war ich beim Arzt, mein Blut und den Bluthochdruck zu überprüfen und siehe da, mein Blutdruck hat sich stabil gehalten, auch ohne Tabletten, nur Ihre Tropfen (Bluhoson) haben gewirkt. Meine Leber hat so niedrige Werte, dass der Arzt sich gewundert hat. Nun muss ich leider für meine Harnsäure Medikamente nehmen, denn da bin ich viel zu hoch dran.

Sehr geehrter Herr Fink, vielleicht haben sie hierfür auch ein Trankl oder Kräuterl das hierbei hilft? Sollte es so sein, so bitte ich Sie, mir das mit meiner Bestellung zu senden, vielen Dank, es grüßt Sie...

Meine Anmerkung: Nach einigen Monaten habe ich die Frau angerufen, und sie berichtete mir, dass nun auch ihre Harnsäurewerte wieder in Ordnung seien.

Brief 7

Ich war vor drei Monaten bei Ihnen wegen meiner Schuppenflechte an der Kopfhaut und im Gesicht. Sie haben entdeckt, dass auch meine Leber nicht in Ordnung ist. Ich habe eine 3-Monatskur gemacht und bin sehr zufrieden. Ich habe keinen Ausschlag mehr. Liebe Grüße Ihre...

Brief 8

Als ich Ihnen das erste Mal schrieb, ging es mir so schlecht, dass ich zum Arbeiten fast nicht imstande gewesen bin. Das war vor circa drei Monaten. Jetzt bin ich wieder soweit, dass ich den Tag ohne Ängste und Depressionen leben kann. Ich schulde Ihnen sehr viel Dank. Gleichzeitig möchte ich Ihnen mitteilen, dass ich erstaunt bin, wie solche Kräuter aus der Natur wirken können. Ich finde es toll, dass Sie damit arbeiten. Das einzige Problem, das ich noch habe ist, dass ich meine Regel in diesen drei Monaten erst einmal bekommen habe. Natürlich braucht dies Zeit, aber vielleicht könnten Sie mir sagen, was ich eventuell noch einnehmen sollte.
Vielen Dank, liebe Grüße Frau...

Brief 9

Habe bei Ihnen Mawoson, Herz- und Nerventrost bestellt. Da mein Mann zuckerkrank ist, versuchten wir diese Mittel und mussten mit Freude feststellen, dass der Zucker ohne besondere Diät und ohne besondere Medikamente bereits seit einiger Zeit normale Werte aufweist.
Auch mein Schwiegersohn litt an Magengeschwüren und fühlt sich jetzt nach einer drei-monatigen Kur mit Moortrinkkur und Mawoson wohl und schmerzfrei. Ihr Haarwasser ist genauso bestens weiter zu empfehlen. Meine Tochter hatte nach schwerem Scharlach und einer gleichzeitigen Infektion durch große Penicillin Dosen sehr starken Haarausfall, der kurz nach Behandlung mit ihrem Haarwasser gestoppt werden konnte. Jetzt hat sie wieder wunderschönes Haar. Nochmals vielen Dank für Ihre Hilfe.

Brief 10

Habe die Trinkkur (Mawoson) mit gutem Erfolg für Gleichgewichtsstörungen genommen, kann es nur jedem Leidenden empfehlen.
Ersuche um eine Sendung laut beiliegendem Rezept bei Nachnahme. Ihr ...

Brief 11

Habe von Ihnen, Herr Fink, vor vielen Jahren, diverse Salben und Tinkturen für meinen Mann bezogen. Er litt damals unter Gicht und Rheuma und ist seitdem total schmerzfrei. Dafür leide ich jetzt selbst unter wahnsinnigen Schmerzen in den Füßen, die bis in die Knie und das Gesäß ausstrahlen. Mein Hausarzt behandelt mich mit Spritzen und Tabletten, die leider überhaupt noch keinen Erfolg brachten. Derzeit wird auch eine Blutuntersuchung durchgeführt. Sogar in der Nacht beim Schlafen sind die Schmerzen unerträglich. Meine Frage an Sie wäre, ob die Firma SonnenMoor noch besteht? Wenn das der Fall ist, würde ich gerne entsprechende Präparate, Salbe oder/und Tinktur beziehen. Möchte auch noch erwähnen, dass ich 70 Jahre alt bin und leider nur mehr eine Niere habe. Meine körperlichen Werte sind alle in bester Ordnung. Wäre Ihnen sehr dankbar, wenn Sie sich mit mir in Verbindung setzen würden. Ihre Frau ...

Brief 12

Viele Grüße unbekannter Weise. Mein Name ist H. Ich habe drei Monate Ihr Mawoson wegen Durchblutungsstörungen im Kopf und in den Füßen mit großem Erfolg eingenommen. Auch Ihr Pro-Tee ist mir gut bekommen. Jetzt habe ich noch ein Problem mit meinem Darm und Stuhl, ich habe das Gefühl, dass ich Stuhl machen müsste, geht aber nicht, vielleicht können Sie mir auch dafür etwas schicken. Es grüßt Sie Ihr...

Brief 13

Lieber Herr Fink, ich hatte zuviel Cholesterin und Triglyzeride, diese Werte haben sich schon ganz normalisiert. Dafür möchte ich mich ganz herzlich bedanken. Bitte schicken Sie mir wieder drei Schachteln Universal-Moorsalbe, bin sehr zufrieden. Ich hätte noch eine Bitte, vielleicht können Sie mir noch helfen. Ich muss in der Nacht öfters aufstehen und wasserlassen. Der Harn läuft ganz gut. Mein Enkel ist sieben Jahre alt und ist ziemlich klein, vielleicht haben Sie auch etwas für ihn.
Bitte schreiben Sie mir ein paar Zeilen dazu, mit freundlichen Grüßen...

Brief 14

Vielleicht können Sie sich noch erinnern, dass ich vor Jahren Sie fragte, ob Sie etwas für Lungentuberkulose hätten. Sie sagten mir dann, ich habe zwar noch nichts, aber ich kann versuchen, Ihnen ein Präparat zu machen, das Ihnen vielleicht helfen könnte. Sie machten mir ein Präparat und sagten mir, ein halbes Jahr wird es mindestens dauern, bis es hilft. Wenn überhaupt. Nach drei Monaten musste ich zur Lungenkontrolle ins Krankenhaus. Der Arzt wunderte sich, dass bei mir auf einmal eine so rasche Besserung eingetreten war. Drei Monate später bei der nächsten Kontrolle war meine Krankheit geheilt. Die Ärzte wussten nicht, was da geschehen war. Ich danke Ihnen noch vielmals für Ihre Hilfe. Bis heute bin ich gesund geblieben, Ihr dankschuldiger...

Brief 15

Ich habe die Bestellung, die ich am 09.04.90 bei Ihnen gemacht habe, zugesendet bekommen. Die Moortrinkkur, die sich meine Gattin mitbestellt hat, habe ich selber auch eingenommen. Ich war seit Jänner wegen Prostataentzündung beim Facharzt in Behandlung, dieser hat mir Anfang März mitgeteilt, dass sich das Leiden verschlechtert hat. Als Sie mir Ihr Buch zugesendet haben und ich es durchgelesen habe, habe ich mich entschlossen, diese Moortrinkkur und den Prostata-Tee zu trinken. Als ich am 26.04.1990 wieder bei meinem Facharzt zur Kontrolle war, fragte dieser nach der Untersuchung, was ich gemacht habe, da die Entzündung komplett weg war. Ich bin mir sicher, dass die Moortrinkkur und der Prostata-Tee diese schnelle Wirkung vollbracht haben. Vielen Dank ...

Brief 16

Da mein Mann vor einem Jahr einen Tumor hatte und operiert wurde und die Ärzte gar keinen guten Befund hatten, sie sagten, der Tumor habe ausgestrahlt und die Leber angegriffen, da hatte ich mich an Sie gewendet und diese Präparate haben meinem Mann sehr gut getan. Er hat jetzt, glaube ich, schon fünf Packungen genommen und jetzt geht es ihm sehr gut, da der Befund auch sehr gut ist und die Müdigkeit, die er hatte, nicht mehr so stark bemerkbar macht. Ich verdanke es nur Ihren Präparaten das er wieder so gut beisammen ist und kann es nur jedem empfehlen. Er ist ja schon 75 Jahre alt und arbeitet fast den ganzen Tag. Bitte senden Sie mir noch eine Packung, ich glaube das tut ihm gut, vielen Dank ...

Brief 17

Lieber Herr Fink, meine Bandscheibenschmerzen haben schon sehr nachgelassen, schicken Sie mir bitte wieder eine Einreibung. Wie ich in Ihrem Buch gelesen habe, sind auch das Gurgelwasser und das Trinkmoor sehr hilfreich. Mit freundlichen Grüßen Ihr ...

Brief 18

Sehr geehrter Herr Fink, wie vereinbart, habe ich nach der wiederholten Operation am Sprunggelenk nun ab dem ersten Tag mit Einreibung und Moorsalbe täglich mehrmals nachbehandelt.
Als alte Fußoperierte kann ich Ihnen mitteilen, dass Wund- und Narbenheilung, aber auch die Schwellungen nach der Operation, so schnell vonstatten gingen, dass meine Ärzte und ich selbst erstaunt sind. Ich kam letzte Woche mit mehreren mit mir am selben Tag operierten Patienten zur ersten Nachkontrolle und hatte den am meisten fortgeschrittenen Heilungsprozess. Durch die Narkose ist mein Immunsystem etwas geschwächt, deshalb werde ich jetzt auch noch Ihre Moortrinkkur ausprobieren. Vielen Dank dafür sagt ...

Brief 19-1 vom 28.02.02

Ich habe Ihr Buch „Gesundheit aus dem Kräutertopf“ mit Begeisterung gelesen. Mein Sohn Lukas ist sechzehn Jahre alt, hat riesengroße Mandeln und einen ASL-O-Wert (Anmerkung: Das ist der Entzündungswert für Streptokokken) von 1250 statt maximal 200. Laut Arzt muss er die Mandeln herausnehmen lassen. Er hat auch schon einen Termin am 08.03.02, nun muss er zur Senkung des ASL-O-Wertes Penicillin nehmen, was mir ein Dorn im Auge ist. Zusätzlich gebe ich ihm Schüssler-Salze zur Entschlackung. Er hat auch seit Jahren Schmerzen in der Wirbelsäule und auch in den Knien, was mir große Sorgen macht. Da Sie und Ihre Frau auch große Probleme mit den Mandeln hatten, bitte ich um Ihren Rat, ob man bei so einem Entzündungswert von einer Operation Abstand nehmen kann.

Brief 19-2 - Fortsetzung vom 12.03.02

Lieber Herr Fink, danke nochmals für Ihren Anruf wegen unseres Sohnes Lukas. Die Operation wurde abgesagt, er macht gewissenhaft die von Ihnen beschriebene Heilkur, und ich war noch nie von einer Sache so überzeugt, dass es hilft, wie von dieser. Nun der Apfel fällt nicht weit vom Stamm, mein Mann als Zuschauer bei dieser Kur, hat sich von unserer Überzeugtheit anstecken lassen. Jetzt meine Frage: Mein Mann hat mit zwölf Jahren eine Mandeloperation gehabt. Seit seinem 30. Lebensjahr (er ist jetzt 60 Jahre alt) leidet er an Weichteilrheuma, das immer schlechter wird. Kann man bei so einem chronischen, langen Leiden mit Ihrem Heilmittel auf einen Erfolg hoffen? Wenn eine persönliche Aussprache notwendig wäre, könnte mein Mann am Donnerstag den 21.03. zu Ihnen nach Salzburg kommen. Liebe Grüße ...

Brief 19-3 - Fortsetzung 16.5.02

Nun schicke ich Ihnen den Bericht über den Erfolg meines sechzehnjährigen Lukas. Lukas war die letzten zwei Jahre häufig krank. Zwei- bis dreimal pro Jahr hatte er Angina, seit Geburt hat er übergroße Mandeln. In letzter Zeit war er alle vierzehn Tage krank. Er litt auch an niedrigem Blutdruck mit Schwindelgefühl. Durch die so vielen Angina Anfälle, die er hatte, bekam er auch noch eine Anämie. Mir wurde der Zustand schon langsam besorgniserregend, deshalb ließ ich einen Blutbefund machen. Ergebnis war ein Entzündungswert (ASL-O-Wert) von 1250 statt maximal 200. Nun war Handeln angesagt. Panoramaröntgen der Zähne, mit dem Ergebnis: Negativ. Dann bestand der HNO-Arzt auf ein Herausnehmen der Mandeln. Da fiel mir Ihr Buch in die Hand. Lukas begann am 07.03.02 mit der von Ihnen verschriebenen Kur, drei Wochen später war er ein anderer Mensch, kein einziges Mal krank, keine Schwindelanfälle mehr. Am 07.06.02 ist die Kur zu Ende, und ich bin heute schon überzeugt, dass er diese Krankheit überwunden hat.
Danke, lieber Herr Fink, Sie können den Brief ganz oder teilweise veröffentlichen, mir ist alles Recht. Liebe Grüße ...

Brief 20

Mein Name ist Hermine, vorerst herzlichen Dank für Ihre Beratung und Ihre Hilfe. Mein neun Monate alter Sohn Christian hatte andauernd Bronchitis und Zahnungsprobleme. Seit zwei Monaten gebe ich ihm täglich das Lumison und das Gurwason, seither hat er keine Beschwerden mehr. Ich habe meine Kur gegen Neurodermitis, Nickel- und Chromallergie im November ´99 angefangen. Ich nahm drei Monate Moortrinkkur, Mawoson, Lemison und Gurgelwasser, nach etwa einem halben Jahr war ich beschwerdefrei und bin es noch heute. Vielen Dank Ihre ...

Brief 21

Als Einleitung erzähle ich kurz, wie ich zu Ihren Produkten gekommen bin. Erhalten habe ich diese über meine Kinesiologin Frau W.M. Sie hat uns Ihre Kräutersäfte deswegen verschrieben, da die ganze Familie schon den ganzen Winter mit Husten, Rotz und Schnupfen zu kämpfen haben. Nach nicht einmal einer Woche Anwendungszeit sind fast alle Symptome verschwunden. Eingenommen haben wir Lumison, Astroson und Gurgelwasser. Wie haben auch Ihr Buch „Gesundheit aus dem Kräutertopf" gelesen – es ist spannend bis unglaublich. Im Februar ´99 hat man bei mir ein Non-Hodgkin-Lymphon (Lymphknotenkrebs) diagnostiziert. Jetzt, im April 2000 hab ich eine Stammzellentransplantation, von der ich mir die Genesung erwarte. Eine solche Krankheit hat oft den Ursprung in einem schwachen Immunsystem. Nun haben wir unsere Kinder wegen Appetitlosigkeit, Schlafstörungen und häufiger Verkühlung von einer Ärztin austesten lassen. Diese hat bei beiden Kindern Immunschwäche festgestellt. Die Wirkung der verordneten homöopathischen Mittel muss erst abgewartet werden. Ich frage Sie nun, ob Sie für Immunschwäche etwas im Programm haben oder etwas zusammenstellen können, dass man vorbeugend oder in Kuren einnehmen kann. Mit freundlichen Grüßen ...

Brief 22

Gleichzeitig mit meiner Bitte um Ihren Rat möchten wir uns herzlich bei Ihnen bedanken. Meine Tochter hatte auf Grund Ihrer Krankheit (Scharlach) enormen Haarausfall. Durch Ihre Hilfe mit dem SonnenMoor-Haarwasser hatte sie innerhalb von drei Monaten wieder Ihre volle Haarpracht. Allgemein sind wir mit Ihren Produkten sehr zufrieden, die wir gerne weiterempfohlen haben. Mit lieben Grüßen...

Briefe von Tierbesitzern

Brief 1

Für die rasche Expresssendung Tiermoor, meinen herzlichsten Dank.
Was der Tierarzt nicht vermag, vermag das SonnenMoor. Ihr ...

Brief 2

Ich habe Ihr Tiermoor bei der Familie J. in Tirol kennen gelernt. Begonnen hat es so: Ich beschäftige mich mit der Zucht und Erhaltung alter Haustierrassen. Ich war bei Familie J. auf Besuch, und wir unterhielten uns über diese Problematik. Ich sah in der Herde dann ein Waldschafmuttertier, bei dem zwei Lämmer an einem Strich saugen wollten. Bei genauerem Hinsehen merkte ich, dass dieses Schaf nur einen Strich hat. Familie J. erklärte mir dann, dass sich dieses Schaf bei einem Felsen das pralle Euter verletzt hatte. Mit der Behandlung mit dem Tiermoor ist die eine Hälfte des Euters eingetrocknet und abgeheilt. Das hat mich so fasziniert, dass ich mir etwas von dem Moor mitgenommen habe, um es auch bei meinen Tieren zu probieren. Mich würden die Grenzen des Möglichen bei Ihren Produkten interessieren. Ich züchte Turopolje-Schweine aus Kroatien. Für diese Tiere brauche ich keine Pharmazeutika, Ausnahme ist das Blauspray bei der Kastration. Haben Sie hier schon einmal das Tiermoor eingesetzt? Ein weiteres großes Problem, das auch die Robust-Rassen betrifft ist der Wurmbefall, ob Geflügel, Schaf oder Schwein. Jetzt zu mir, ich bin zwar nicht schwer krank, habe aber doch einige Kleinigkeiten, die ich loswerden möchte, was ich aber mit Medikamenten noch nicht geschafft habe. Ich bin 21 Jahre alt und 1,93 Meter groß. Mein Vertrauen in die Ärzte habe ich schon in der Volksschule verloren. Da ich drei, vier Jahre lang in regelmäßigen Abständen Probleme mit den Ohren hatte (Ohrenschmerzen, Mittelohrentzündung), die auf Medikamente nicht ansprachen.
Vielen Dank, Ihr ...

Brief 3

Zuerst möchten wir uns für die ganze Sendung bedanken, die Sie uns geschickt haben. Wir sind zu fünft, die Ihre Präparate verwenden. Es ist jeder sehr begeistert davon und wir haben auch schon die gute Wirkung gemerkt. Wir hatten auch kranke Kälber, denen wir dann Ihr Kälbermoor gaben, und schon nach einmaliger Eingabe hat es Wirkung gezeigt und die Kälber haben wieder zu fressen begonnen.

Dafür möchten wir uns ganz herzlich bedanken, und würden Sie bitten, unsere Bestellung wieder entgegen zu nehmen und folgende Produkte zu schicken: Moortrinkkur, Universal-Moorcreme, Mawoson, Lemison, Niermison, Tiermoor, Astroson und Inhalationstee.

Wir möchten uns recht herzlich bei Ihnen bedanken.

An die
Sonnenmoor-Vertriebsges.m.b.H.
z.Hd. Herrn Fink
5102 A n t h e r i n g 165

Innsbruck, 9.7. 1991

Sehr geehrter Herr Fink!

Sie werden sich sicherlich daran erinnern, daß ich Sie um Rat gebeten habe, was wir tun könnten, um unser Pferd, das infolge eines Zwanghufes unter starker Strahlfäule leidet und dazu noch die Gefahr besteht, daß sich der Hufknorpel verknöchert, da der Huf am Kronenrand zu eng ist, bei Bewegung sichder Knorpel erwärmt, sich ausdehnt und dann nicht genug Platz hat, sodaß die ganze Gangmechanik gestört ist - wiederherzustellen, bzw. den Huf am Kronenrand weichzubekommen.
Nun haben wir es so gemacht: da der Stall von uns ca. 15 km entfernt ist, können wir natürlich nicht 5- 6 x am Tag einreiben. Wir haben aber in den ersten beiden Wochen nach dem Auftreten der Lahmheit jemanden gebeten, das für uns zu tun. Vor jedem Reiten haben wir die Hufe ca. 10 Min. mit kaltem Wasser abgespritzt von der Überlegung ausgehend, daß auch beim Menschen sich die Fingernägel aufweichen, wenn man mit den Händen längere Zeit im Wasser ist. Anschließend haben wir mit einem kleinen Bürstchen oben am Kronenrand, wo der Haaransatz ist, mit der Einreibung gut massiert und rundherum eingebürstet. Anschließend war dann reiten angesagt, da das Pferd viel Bewegung haben sollte und auch möglichst großes Gewicht, damit sich der Huf dehnt, nach dem Reiten wieder dieselbe Prozedur, anschließend aber noch Einreibung der Kronenränder mit Hainzel Hufsalbe. In den Strahl habe ich dann noch mit einer alten ziemlich langen Platzik-Spritze (das kann man bei jedem Tierarzt umsonst haben) Ihr Gurgelwasser unverdünnt eingespritzt und den Huf noch eine kurze Zeit waagrecht gehalten, damit alles gut eindringen kann. Das also jeden Tag seit 6 Wochen.
Nun kann ich Ihnen voll Freude berichten, daß wir unser Pferd wieder top hingekriegt haben. Die Lahnheit ist weg, die Sehnen sind wunderbar klar und überhaupt nicht mehr angelaufen und - das ist das allerbeste - der Huf hat sich schon nach 2 Wochen zu erweitern begonnen, sodaß jetzt oben alles schön weich und weit geworden ist.

Unser Hufschmied hat gesagt, er hätte sich das nie im Leben gedacht, daß dies in so kurzer Zeit möglich sein würde. Sicherlich war die Behandlung sehr intensiv und wirklich ohne jede Pause, aber es hat sich gelohnt. Durch die durchblutungsfördernde Eigenschaft Ihres Sonnenmoor-Präparateswurde alles schön weich und alles, was gut durchblutet ist, wird nicht mehr hart - so die Aussage unseres Hufschmiedes.

Ich schreibe Ihnen dies deshalb so genau, weil es sehr sehr viele Pferde gibt, die an solchen Hufproblemen leiden. Vielleicht kommt wieder einmal jemand mit einem solchen Problem zu Ihnen, dann können Sie da auch eine gute Auskunft geben. Allerdings muß das Problem in den Anfängen erkannt und auch behandelt werden, denn wenn der Knorpel einmal verknöchert ist, geht nichts mehr. Wir hatten schon einmal ein Pferd mit einer solchen Verknöcherung und da sagten alle Tierärzte, daß man nichts mehr machen könnte. Ihr Vater hätte sich darüber ausgesehen, das wieder hinzukriegen und heute neige ich auch zu der Ansicht, daß es vielleicht möglich gewesen wäre, wenn man buchstäblich monatelang neben dem Tier geschlafen und pausenlos behandelt hätte. Diesmal hatten wir jedenfalls einen erstaunlich guten Erfolg und wir sind darüber sehr glücklich.

Da das Ungeziefer zur Zeit sehr arg ist, haben unsereVierbeiner, die sich auf der Koppel aufhalten, natürlich jede Menge Insektenstiche, manche davon sahen gar nicht gut aus . Ich habe auch hier mit Gurgelwasser desinfiziert und am nächsten Tag schon war alles fast weg. Über die Strahlfäule kann ich heute noch nichts sagen, weil der nächste Hufbeschlag erst in einiger Zeit wieder fällig ist, dann wird man das genauer sehen können , aber ich bin ganz sicher, daß hier nicht mehr viel sein wird. Auf diese Weise kann man sich doch recht ungesunde Behandlungsmethoden mit Kupfervitriol etc. ersparen. Bitte, empfehlen Sie dies unbedingt weiter!

Nun möchte ich heute noch eine Bestellung aufgeben:

1. 10 Fläschchen Moor-Trinkkur (aber die von Ihnen!!!!)
2. 1 lt. Kräuter-Einreibung
3. 500 ml Gurwasan
4. Universalsalbe mit Murmeltierfett * erbitte kurze Mitteilung, was man damit alles behandeln kann

Bitte um möglichst rasche Lieferung

Für heute herzliche Grüße und besten Dank für Ihre Bemühungen

Glücklich leben und naturgemäß leben ist eins.

Lucius Annaeus Seneca, römischer Philosoph und Dichter, 65 n. Chr.

Kapitel 4

Meine Heilmoor- und Kräutermischungen

Wichtige Informationen zur Anwendung

Beschreibung meiner Moor- und Kräutermischungen

Anwendungen von A-Z

Wichtige Informationen zur Anwendung!

Alle Angaben und Hinweise können und sollen weder den Arzt, oder Heilpraktiker, noch eine fachkundige Diagnose ersetzen!

Alle hier angegebenen Informationen, Dosierungen beruhen auf meiner 37-jährigen praktischen Erfahrung bei Mensch und Tier.

Die Aufnahme sollte kurz nach dem Frühstück und am späten Nachmittag, pur oder verdünnt mit Wasser oder Fruchtsäften erfolgen. Bitte nicht später als 19:00 Uhr einnehmen, da der Körper danach nicht mehr so gut auf die Inhaltsstoffe anspricht.

Alle meine Produkte können miteinander kombiniert und getrunken werden.
Sie brauchen nicht zeitversetzt eingenommen werden.

Die Anwendungsdauer beträgt bis zu drei Monaten oder sogar länger, je nach Dauer der Beschwerden und wie schnell der Körper darauf reagiert.

Meine Mittel sind basisch und mit homöopathischen Arzneien, Bachblütenpräparaten und anderen alternativen Produkten kombinierbar.

Bitte seien Sie vorsichtig bei der Kombination unterschiedlicher Heilkräuterprodukte von verschiedenen Herstellern. Während einer Kur mit flüssigen Kräuterauszügen kann es bei einer Kombination mit Kräuterprodukten anderer Anbieter zu einer Überdosierung kommen.

Die Rohstoffe, sowohl das Heilmoor wie auch die Heilkräuter, die zur Herstellung meiner Produkte verwendet werden sind heimischen Ursprungs. Es werden keine exotischen Kräuter benutzt.

Sie können die Produkte mit Alkohol und das Moor bei Raumtemperatur lagern, müssen sie jedoch vor Wärme und direkter Sonneneinstrahlung schützen. Geöffnete Flaschen mit flüssigen Kräuterauszügen ohne Alkohol am besten im Kühlschrank aufheben.

Das TRINKMOOR, die Kräuterauszüge MAWOSON, LEMISON, NIERMISON, LUMISON, VEROSON und GURWASON werden ohne Alkohol und Konservierungsstoffe hergestellt. Sie sind für Menschen jeden Alters geeignet, besonders gut für Kinder und für Menschen mit Leber- oder Alkoholproblemen. Achtung bei der Anwendung bei Kindern und Schwangeren - die Kräuterauszüge ASTROSON, GURGELWASSER, BLUHOSON, HERTROSON enthalten Alkohol.

Folgende ätherische Öle sollten bei schwangeren Frauen nicht angewendet werden, da sie über das Blut in die Plazenta gelangen und zu Wehen führen können: Basilikum, Kiefer, Majoran, Muskateller-Salbei, Myrrhe, Rosmarin, Ysop.

Flecken von Moor- und Kräuterprodukten auf der Kleidung oder Handtüchern sind schwer löslich.

Meine Heilmoor- und Kräutermischungen

Erklärung zu den von mir verwendeten Abkürzungen bei den Mengenangaben:

ml = Milliliter
El. = Esslöffel
Tl. = Teelöffel
l = Liter
g = Gramm
Fl. = Flasche

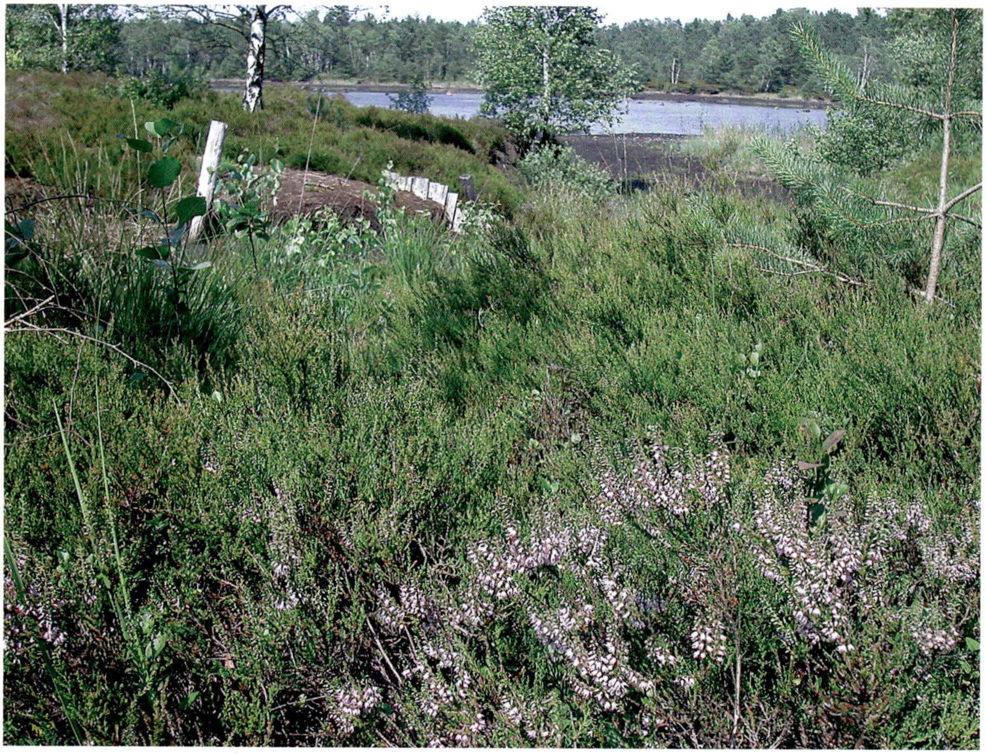

Wertvolles Moorgebiet in Bayern/Schönramer Filz

Meine Heilmoor- und Kräutermischungen

TRINKMOOR

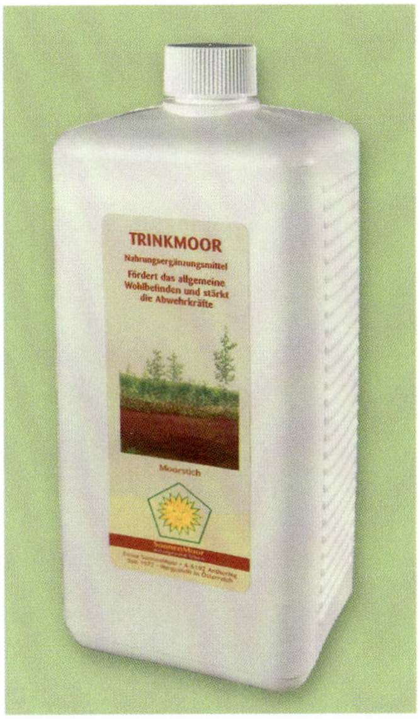

Zusammensetzung: Anorganische Stoffe wie Eisenoxyd, Chlor, Kieselsäure, Calciumoxyd, Kohlensäure. Organische Substanzen wie Stickstoffverbindungen, Fette, Harze, Aminosäuren, Zellulose, Gesamthuminsäuren, Glucose, ätherische Öle. Spurenelemente: Bor, Zirkom, Barium, Jod, Magnesium.
Ohne Konservierungsstoffe.
Abgefüllt in 245 g und 1000 g Flaschen.

Meine Erfahrungen: Gastritis, Magen- und Zwölffingerdarmgeschwür, Darmdivertikel, Leber- und Gallenentzündung, Nierenentzündung, Verdauungs- und Stoffwechselstörungen, Durchfall, hormonell bedingte Störungen, Regelstörungen, Eileiter- und Eierstockentzündung, Myome, Zysten, Kinderlosigkeit, Schwangerschaftsprobleme, Prostatavergrößerung und -entzündung, Rheuma, Gicht, Leukämie, offene Füße, Polyarthritis (Gelenkentzündung), Anämie (Blutarmut), Neurodermitis (Juckflechte), Psoriasis (Schuppenflechte), Hämorrhoiden, Potenzprobleme, Hodenentzündung, Penisentzündung. Sonstiges: Die Trinkkur wirkt entgiftend.

MAWOSON

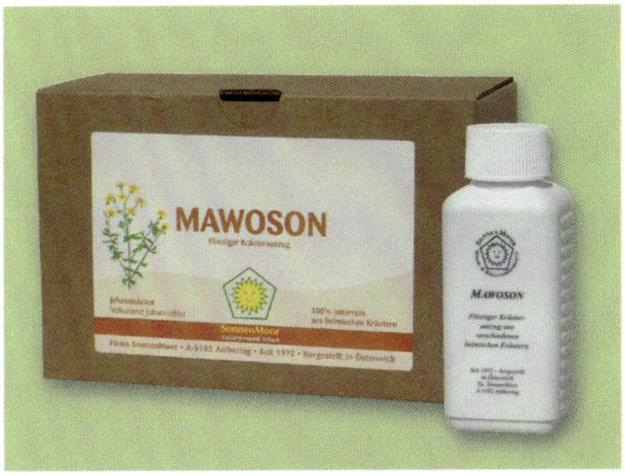

Zusammensetzung: Johanniskrautdestillat, Melissenblätter, Birkenblätter, Labkraut, Gundelrebe, Zinnkraut, Kalmuswurzel, Kamille, Löwenzahnkraut, Schafgarbe, Wacholder, Tausendguldenkraut, Ringelblume, Kümmel, Süßholzwurzel, Zichorie, Frauenmantel, Quendel, Rosmarin. Dieser flüssige Kräuterauszug wird durch Hitze konserviert. Packungsinhalt: 8 Flaschen je 100 ml.

Meine Erfahrungen: Schulstress, Konzentrationsschwächen, Vergesslichkeit, Verkalkung, Schlafstörungen, Migräne, Magen- und Zwölffingerdarmgeschwüre, nervöses Magenleiden, Gastritis, Blähungen, Nervosität, Depressionen, Beschwerden während der Wechseljahre, hoher Cholesterin- und Triglyzeridgehalt, Stoffwechselbeschwerden, hoher Blutdruck, zu wenig Magensäure, Herz- und Nervenschwäche, Leber- und Gallenleiden, Asthma.

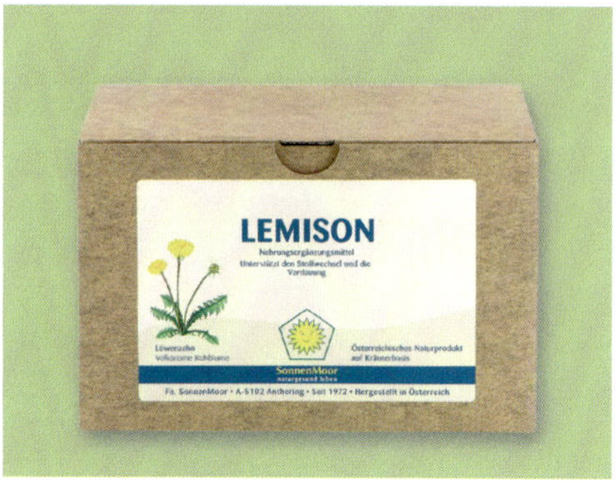

LEMISON

Zusammensetzung: Labkraut, Kalmuswurzel, Löwenzahnkraut, Löwenzahnwurzel, Gundelrebe, Schafgarbe, Käsepappel, Kümmel, Süßholzwurzel, Anserine, Wacholderbeeren, Ringelblume, Wasser.
Dieser flüssige Kräuterauszug wird durch Hitze konserviert.
Packungsinhalt: 8 Flaschen je 100 ml.

Meine Erfahrungen: erhöhte Leberwerte, Fettleber, Leberentzündung, beginnende Leberzirrhose, Leberschwellung, Leberstau, Bauchspeicheldrüsenentzündung, Gallenblasenentzündung, Gallenwegsentzündung, Gallensteine, Gallenkolik, Leberwerte bis 100 und mehr, Hepatitis B (ansteckende Gelbsucht), Allergien, Neurodermitis (Juckflechte), Psoriasis (Schuppenflechte).

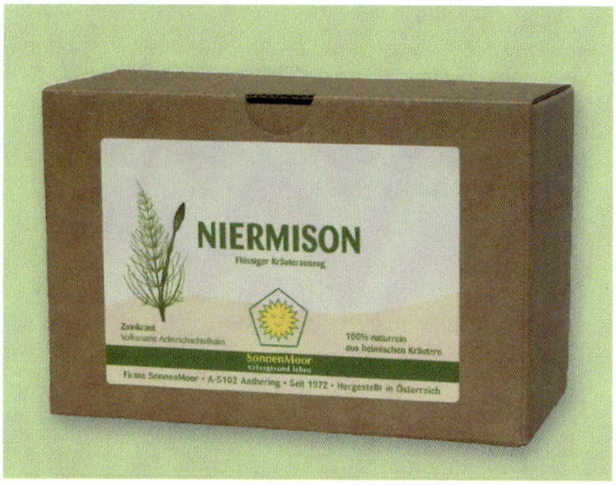

NIERMISON

Zusammensetzung: Labkraut, Schafgarbe, Zinnkraut, Gundelrebe, Kalmuswurzel, Birkenblätter, Käsepappel, Anserine, Frauenmantel, Süßholzwurzel, Wasser.
Dieser flüssige Kräuterauszug wird durch Hitze konserviert.
Packungsinhalt: 8 Flaschen je 100 ml.

Meine Erfahrungen: geringe Nierenleistung, Nierensand, akute Nierenentzündung, chronische Nierenentzündung, Nierenbeckenentzündung, beginnende Nierenschrumpfung, Wassersucht, Myome, Zysten, Harnwegsentzündung, Blasenentzündung, Harnröhrenentzündung, Prostatavergrößerung, Prostataentzündung, wirkt entgiftend.

VEROSON

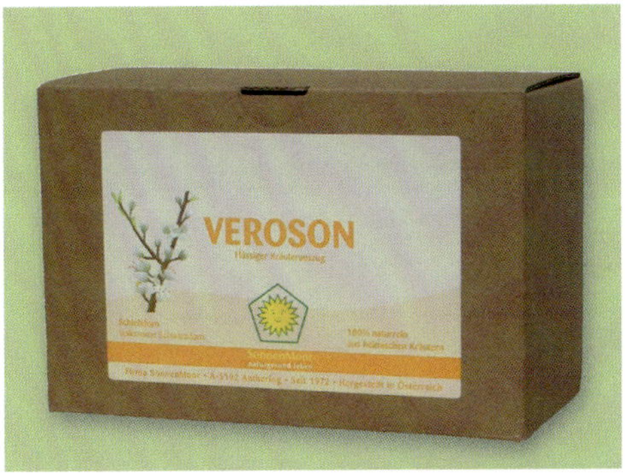

Zusammensetzung: Schlehdornblüte, Zichorienwurzel, Hibiskusblüten, Liebstöckelwurzel, Pharbarberwurzel, Fenchelfrüchte , Käsepappelblätter, Kamillenblüte, Labkraut, Ringelblumenblüten, Tausenguldenkraut, Lorbeerblätter, Pfefferminzkraut, Süßholzwurzel, Kümmelfrüchte. Dieser flüssige Kräuterauszug wird durch Hitze konserviert. Packungsinhalt: 8 Flaschen je 100 ml.

Meine Erfahrungen: akute und chronische Verstopfung.
Anwendung: Ein halbes bis ein ganzes Fläschchen alle drei Stunden, bis sich die Verstopfung gelöst hat, danach kann es nach Bedarf genommen werden. Bei chronischer Verstopfung vor dem Frühstück und am Abend ein Fläschchen nehmen, am besten mit Sauermilch oder Dickmilch, bis sich die Verstopfung gelöst hat.
Sonstiges: Die Ursachen einer Verstopfung sind vielseitig. Sie kann ernährungsbedingt sein, durch Darmträgheit oder zuwenig Flüssigkeitsaufnahme entstehen oder seelische Ursachen haben (man kann etwas nicht loslassen). Das besondere an VEROSON ist die schonende Wirkung auf den Darm. Es kommt zu keinem Gewöhnungseffekt, keinen schmerzhaften Krämpfen im Bauch und der Darm fängt sehr bald wieder an selbstständig zu arbeiten.

LUMISON

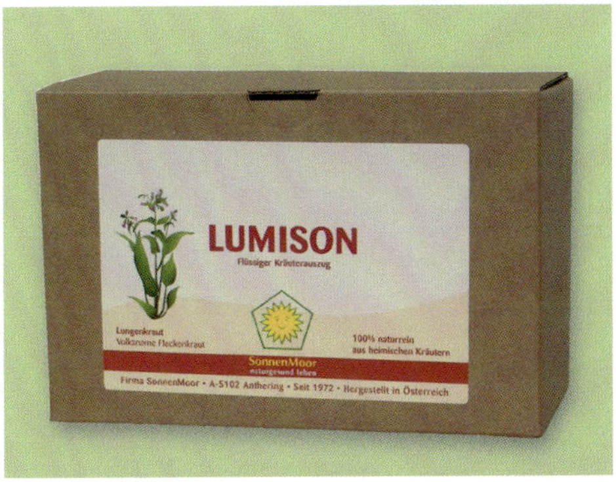

Zusammensetzung: Zinnkraut, Spitzwegerich, Lungenkraut, Kümmel, Wacholderbeeren, Isländisches Moos, Ehrenpreis, Quendel, Labkraut, Gundelrebe, Süßholzwurzel, Hohlzahn, Ringelblume, Wasser. Dieser flüssige Kräuterauszug wird durch Hitze konserviert. Packungsinhalt: 8 Flaschen je 100 ml.

Meine Erfahrungen: Asthma, Bronchitis, Kinderbronchitis, starke Verschleimungen, Husten, Verkühlungen, Lungentuberkulose, Lungenentzündungen, Durchblutungsstörungen im Kopf (durch Sauerstoffmangel).

Meine Heilmoor- und Kräutermischungen

ASTROSON

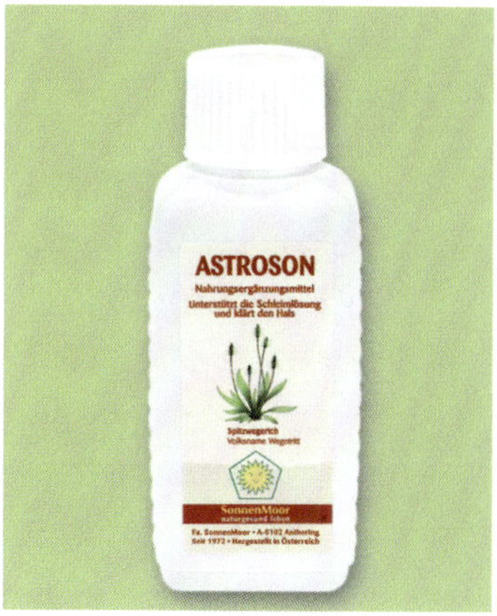

Zusammensetzung: Arnikablüten, Bibernellwurzel, Anserine, Meisterwurz, Frauenmantel, Wacholderbeeren, Süßholzwurzel, Quendel, Kalmuswurzel, Spitzwegerich, Kamille, Löwenzahnblätter, Wasser.
Der flüssige Kräuterauszug ist mit 15% Alkohol konserviert. Flascheninhalt: 100 ml

Meine Erfahrungen: Asthma, Bronchitis, Lungen- entzündung, Lungentuberkulose, Verschleimung, Verkühlung, Schnupfen, Grippe.

BLUHOSON

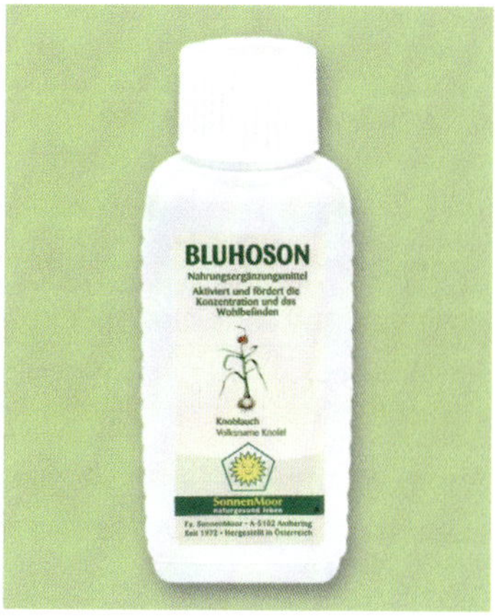

Zusammensetzung: Sellerieblätter, Zimtrinde, Knoblauch, Gewürznelken, Wasser.
Der flüssige Kräuterauszug ist mit 15% Alkohol konserviert. Flascheninhalt: 100 ml

Meine Erfahrungen: hoher Blutdruck, Verkalkung.

HERTROSON

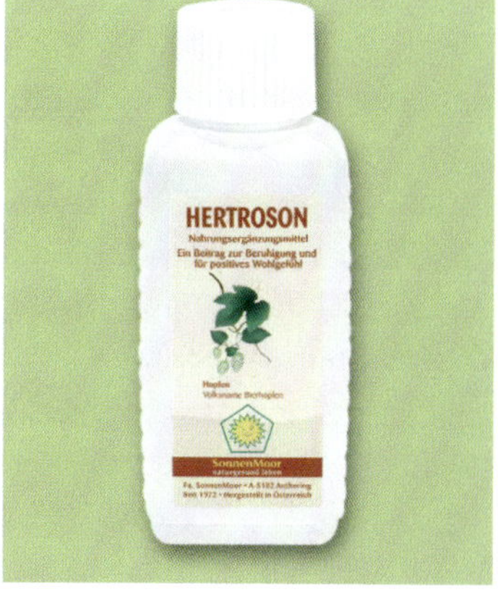

Zusammensetzung: Baldrianwurzel, Melissenblätter, Gingkoblätter, Birkenblätter, Hopfenblüten, SüßholzwurzelGalgantwurzel.
Der flüssige Kräuterauszug ist mit 15% Alkohol konserviert. Flascheninhalt: 100 ml

Meine Erfahrungen: Nervenleiden, Depressionen, bei verschiedenen Herzbeschwerden nervöser Natur.

Meine Heilmoor- und Kräutermischungen

GURWASON

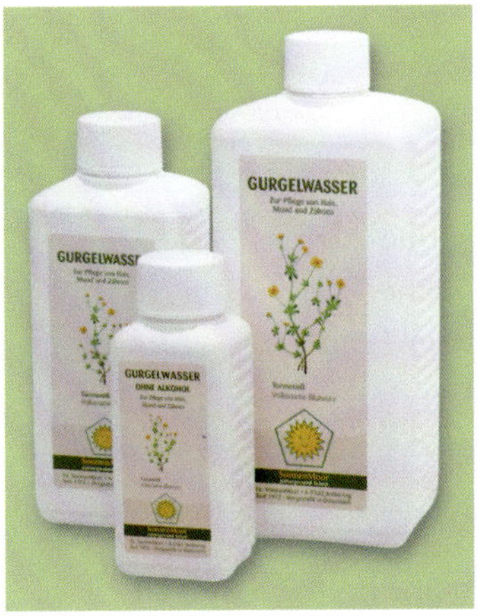

Zusammensetzung: Kamille, Käsepappel, Anserine, Süßholzwurzel, Wasser.
Dieser flüssige Kräuterauszug wird durch Hitze konserviert und ist ohne Alkohol. Packungsinhalt:
8 Flaschen je 100 ml.
Meine Erfahrungen: Magen- und Zwölffingerdarmgeschwüre, Magen- und Darminfektionen, Salmonellenvergiftung, leichter und schwerer Durchfall, Blasenentzündungen, Anämie, Hautausschläge, Neurodermitis (Juckflechte), Psoriasis (Schuppenflechte).
Meine Erfahrungen: Zur inneren Anwendung 2-mal täglich 1 El. einnehmen. Bei Kleinkindern 2-mal täglich 1 Tl. in kleinen Schlückchen über den Tag verteilt verabreichen.
Bei Hauterkrankungen die betroffenen Stellen 3-5 mal täglich mit GURWASON betupfen und eintrocknen lassen. Sonstiges: GURWASON eignet sich besonders für Kinder, schwangere Frauen oder Menschen mit Leberbeschwerden, da es ohne Alkohol konserviert wurde. Geöffnete Flaschen sollten nach Anwendungshinweis aufgebraucht werden.

ENTGIFTUNGSKUR für 1 Monat

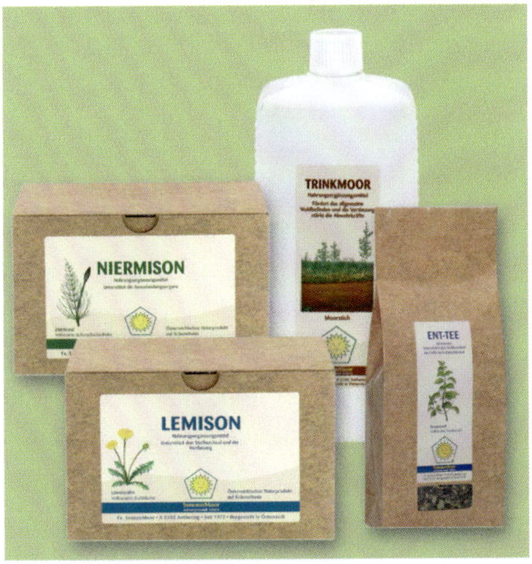

Besteht aus: 1 l TRINKMOOR,
1 Pkg. LEMISON, 1 Pkg. NIERMISON,
100g Ent-Tee.

Beim Entgiften und Reinigen des Körpers werden Stoffwechsel und Verdauung angeregt und die Abwehrkraft des Körpers gestärkt. Mit dem TRINKMOOR können die Giftstoffe besser und schneller gelöst werden, es stärkt das Immunsystem und baut die Darmflora auf. LEMISON und NIERMISON unterstützen Leber und Nieren bei ihren Ausscheidungsaufgaben. Die gelösten Gifte, Schwermetalle und krankmachenden Pilze können schneller aus dem Körper ausgeschieden werden. Bei Nervosität kann auch MAWOSON dazu getrunken werden.

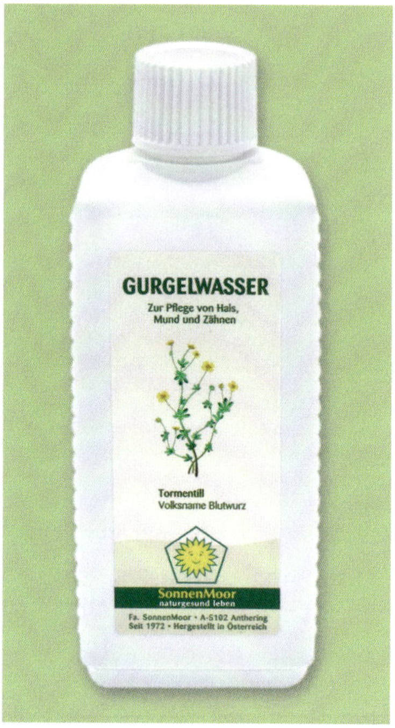

GURGELWASSER

Zusammensetzung: Kamille, Käsepappel, Blutwurz, Süßholzwurzel, Wasser. Der flüssige Kräuterauszug ist mit 15% Trinkalkohol konserviert.
Flascheninhalt: 245 ml, 490 ml.
Meine Erfahrungen: akute und chronische Angina, Seitenstrangangina, Hals- und Rachenentzündungen, Schnupfen, Husten, Zahnfleischentzündungen, Zahnfleischbluten, Parodontose, Mundfäule (Stomatitis), Magen- und Zwölffingerdarmgeschwüre, Magen- und Darminfektionen, Salmonellenvergiftungen, Durchfall, Blasenentzündungen, Anämie, Mittelohrentzündungen, Hämorrhoiden und zur Desinfektion offener Wunden. Bei Pilzen im Darmbereich kann es getrunken werden.
Sonstiges: Vorsicht, Alkohol! Keine Anwendung bei Kindern und werdenden Müttern. Das Gurgelwasser hinterlässt Flecken auf der Bekleidung.

KRÄUTER-MASSAGEFLUID

Zusammensetzung: Kalmuswurzel, Ringelblume, Wacholderbeeren, Käsepappel, Arnikablüten, Quendel, Fichtennadeln, Rosskastanie, Kamille, Rosmarin, Wasser, Alkohol. Flüssiger Kräuterauszug nur für die äußerliche Anwendung. Unbegrenzt haltbar.
Flascheninhalt: 245 ml, 480 ml.

Meine Erfahrungen: Gicht, Rheuma, Ischias, Zerrungen, Prellungen, Verstauchungen, Verspannungen, Tennisarm, Muskelkater, Abnützungen, Gelenksentzündungen, Meniskusschmerzen, Kreuzschmerzen, Durchblutungsstörungen. Generell ist die Einreibung bei allen Schmerzen äußerlich anwendbar. Bei Abnutzungsschmerzen in Knie und Hüfte nur die Universal Moor-& kräutercreme verwenden. Die Einreibung beinhaltet einen hohen Anteil an Alkohol und darf deshalb nicht in die Augen und auf Schleimhäute gelangen. Von Kindern fernhalten!

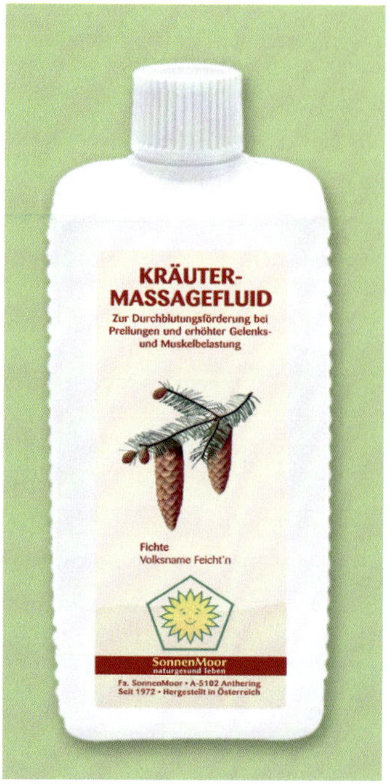

UNIVERSAL MOOR- UND KRÄUTERCREME (UNI-CREME)

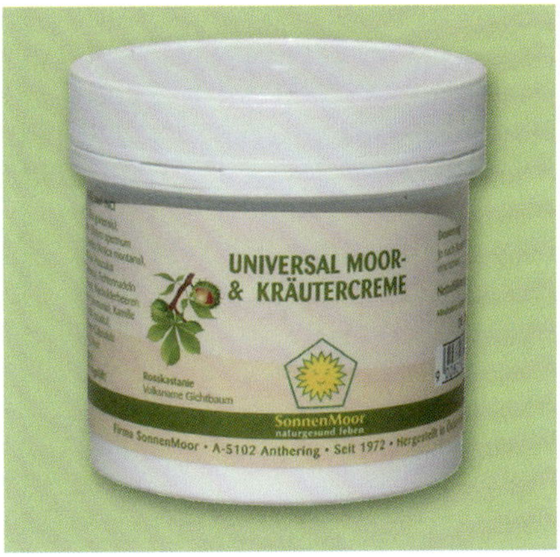

Zusammensetzung: Kalmuswurzel, Quendel, Käsepappel, Palmfett, Sheabutter, Rosskastanie, Fichtennadeln, Kamille, Ringelblume, Wacholderbeeren, Arnikablüten, Moor.
Ohne Konservierungsstoffe.
Bei Raumtemperatur lagern.
Doseninhalt: 150g, 500g.

Meine Erfahrungen: Rheuma, Ischias, Gicht, Venenentzündungen, Nervenentzündungen, Abnützungen, Gelenksentzündungen, Verbrennungen, leichte Eileiter- und Eierstockentzündungen, Nierenschmerzen, Nierenbeckenentzündungen, Blasen- und Harnleiterentzündungen, Prostataentzündungen, Hodenschmerzen, Operationswunden, Phantomschmerzen, Zerrungen, Muskel- und Sehnenrisse, Verstauchungen, Rückenschmerzen, Psoriasis (Schuppenflechte), Neurodermitis (Juckflechte), Probleme mit der Ohrspeicheldrüse.
Anwendung: Bei Verbrennungen - Creme rund um die Brandfläche geben. Bei Operationswunden - mit Gurgelwasser betupfen und die Wundränder eincremen. Für die Ohrspeicheldrüse - Creme hinter dem Ohr gut einmassieren. Sonstiges: Bei Hautausschlägen sollte zuerst in der Armbeuge ein Verträglichkeitstest gemacht werden.

UNIVERSAL MOOR- UND KRÄUTERCREME MIT MURMELTIERFETT

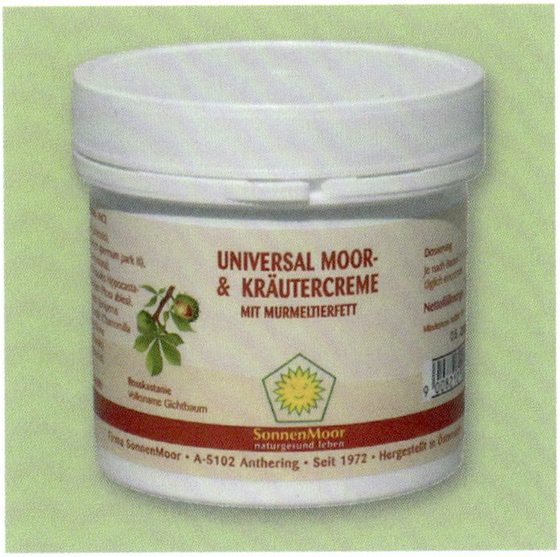

Zusammensetzung: Kalmuswurzel, Quendel, Käsepappel, Palmfett, Sheabutter, Rosskastanie, Fichtennadeln, Wacholderbeere, Kamille, und Ringelblume, Arnikablüten, Moor und Murmeltierfett. Ohne Konservierungsstoffe. Bei Raumtemperatur lagern. Doseninhalt: 150g, 500g.

Meine Erfahrungen: Gichtknoten, Narbenverhärtungen, Fersensporn, Hammerzehen.
Sonstiges: Murmeltierfett enthält natürliches Cortison. Aus diesem Grund löst es Verhärtungen und Vernarbungen.

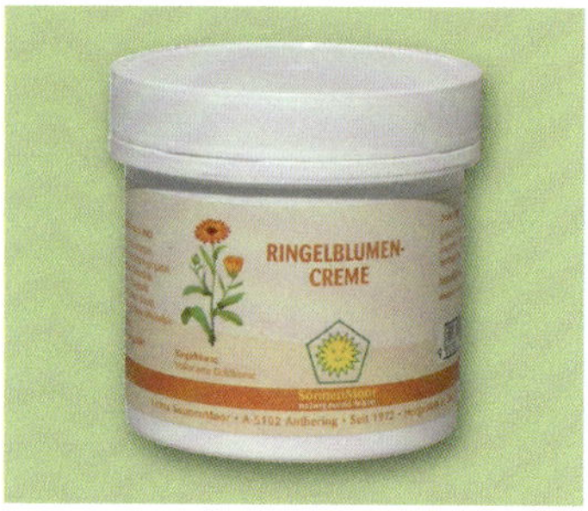

RINGELBLUMENCREME

Zusammensetzung: Wollwachs, Ringelblume.
Ohne Konservierungsstoffe.
Doseninhalt: 150 g.

Meine Erfahrungen: Hämorrhoiden.

KRÄUTERÖLCREME

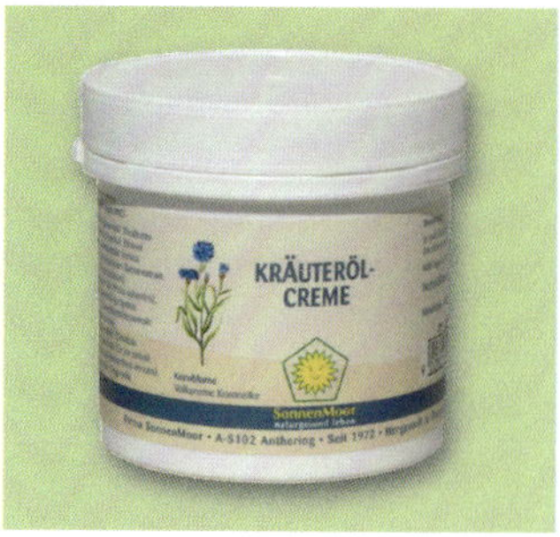

Inhaltsstoffe: Kalmuswurzel, Quendel, Käsepappel, Palmfett, Sheabutter, Ethanol, Arnikablüten, Rosskastanien, Fichtennadeln, Wacholderbeeren, Kamille, Ringelblumen, Reisstärke, Sonnenblumenöl, Bockshornsamen.
Ohne Konservierungsstoffe. Doseninhalt: 150 g.
Meine Erfahrungen: Venenentzündungen, Nervenentzündungen, Krampfadern.

HAARWASSER

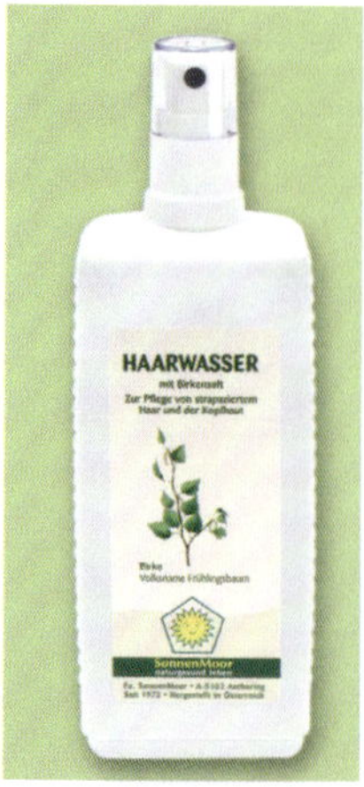

Zusammensetzung: Moorwasser, 4% Birkensaft, Brennnesselwasser, Glyzerin, Rosenholzöl, Linalool, Geraniol, Limonen
Inhalt: 250 ml, 500 ml.

Meine Erfahrungen: Schuppenbildung, Kopfjucken, Haarausfall. Anwendung: HAARWASSER nach jeder Haarwäsche in das nasse Haar geben, gut einmassieren und anschließend das Haar trocknen lassen. Sonstiges: Haarausfall und Schuppenbildung können durch eine Funktionsstörung der Leber ausgelöst werden. Bei starkem Haarausfall sollte eine 2 bis 3-monatige Kur mit Trinkmoor, tägl. 2-mal 1 EL., gemacht werden und das HAARWASSER 1-mal täglich in die Kopfhaut einmassiert werden.

GESICHTSWASSER

Zusammensetzung: Kamille, Blutwurz, Ringelblume, Rosmarin, Arnikablüten, Quendel, Wacholderbeeren, Kalmuswurzel, Käsepappel, Rosskastanien, Süßholzwurzel, Fichtennadeln, Wasser. Dieser flüssige Kräuterauszug enthält 48% Alkohol. Flascheninhalt: 100 ml. Anwendungsbereiche: Hautunreinheiten, Akne.
Sonstiges: Hautunreinheiten sollten auch von innen behandelt werden. Es ist deshalb von Vorteil den Körper mit Trinkmoor, Lemison und Niermison zu entgiften.

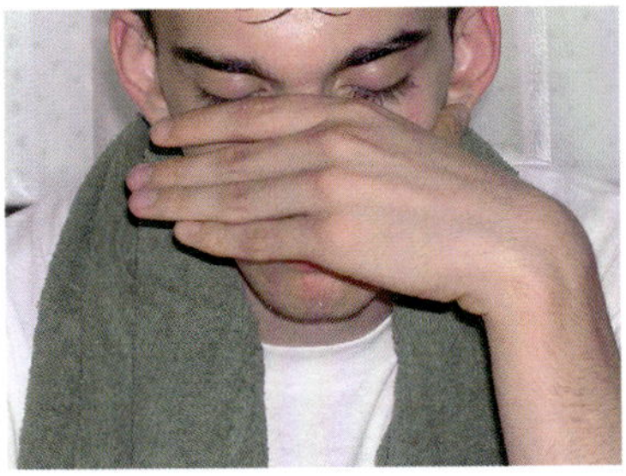

Durch die Nase inhalieren bei Schnupfen, Stirnhöhlenentzündung (chronische), Nebenhöhlenentzündung.

KALTINHALATIONSÖL

Zusammensetzung: Eukalyptusöl, Quendelöl, Teebaumöl, Fenchelöl, Vanilleöl. Ohne Konservierungsstoffe. Flascheninhalt: 20 ml.

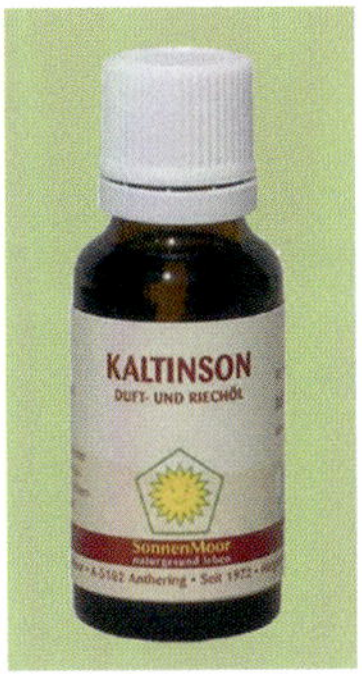

Meine Erfahrungen:
Schnupfen, Verkühlungen, Grippe, Asthma, Bronchitis, Kinderbronchitis, Husten, starke Verschleimungen. Anwendung: Frühzeitig bei ersten Anzeichen beginnen. 2-mal täglich 2-3 Tropfen in die Handfläche geben, verreiben, durch den Mund ein- und durch die Nase ausatmen und auch anders herum.
Sonstiges: Es ist wichtig, dass Sie das KALTINHALATIONSÖL nicht mit den Lippen und Schleimhäuten in Berührung bringen. Sie können es in Duftlampen verwenden. Es erzeugt eine angenehme Raumatmosphäre.

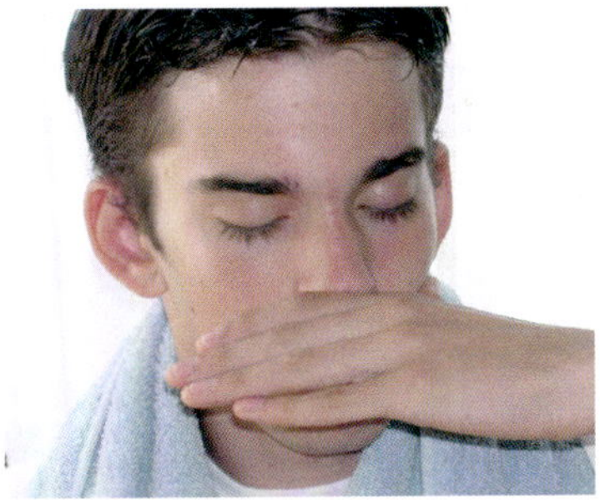

Durch den Mund ein - und durch die Nase ausatmen bei Asthma, Entzündungen im Hals-Rachenbereich, Bronchitis.

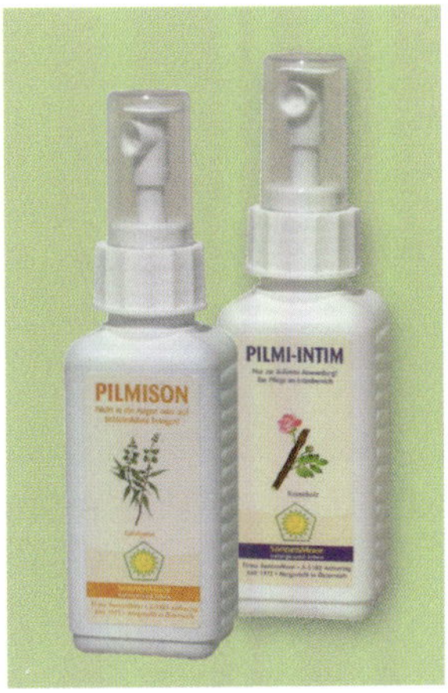

PILMISON + PILMI-INTIM

Zusammensetzung: Kamille, Blutwurz, Käsepappel, Süßholzwurzel, Eukalyptusöl, (bei PILMI-INTIM Rosenholzöl und Linalool statt Eukalyptusöl), Wasser. Dieser flüssige Kräuterauszug enthält 15% Alkohol.
Flascheninhalt: 100 ml/500 ml.
Meine Erfahrungen: Nagelpilz, Zehenpilz, Hautpilz, Scheidenpilz.
Sonstiges: Häufig ist eine Übersäuerung des Körpers dafür die Ursache. Entgiften und Entschlacken kann hier die Heilung unterstützen. Immunsystem stärken, Zucker und Hefe und alles, was die Abwehrkräfte schwächt, meiden.

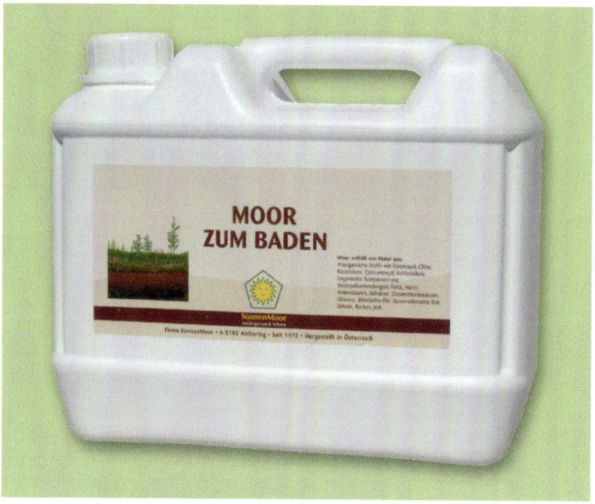

MOOR ZUM BADEN

Zusammensetzung: Anorganische Stoffe wie Eisenoxyd, Chlor, Kieselsäure, Calciumoxyd, Kohlensäure. Organische Substanzen wie Stickstoffverbindungen, Fette, Harze, Aminosäuren, Zellulose, Gesamthuminsäuren, Glucose, ätherische Öle. Spurenelemente: Bor, Zirkom, Barium, Jod, Magnesium.
Ohne Konservierungsstoffe.
Abgefüllt in 5 l-Gebinde.

Meine Erfahrungen: Unterleibserkrankungen, Gicht, Rheuma, Gelenksentzündungen, Hautunreinheiten, zur Behandlung nach Unfällen und Operationen, Kinderlosigkeit; Rekonvaleszenz.
Sonstiges: Die Anwendung von MOORBAD sollte bei bestehender Krankheit vorher mit dem Arzt abgesprochen werden. Ein Risiko besteht bei Menschen mit hohem Blutdruck und Herzbeschwerden. Vielfach treten nach den ersten Bädern verstärkt Schmerzen auf, dies ist jedoch ein Zeichen der Wirkung. Die Kur sollte deshalb nicht unterbrochen werden. Nicht ins Moorbad bei Schwangerschaft und akuten Infekten.

MOORPASTE

Zusammensetzung: Anorganische Stoffe wie Eisenoxyd, Chlor, Kieselsäure, Calciumoxyd, Kohlensäure. Organische Substanzen wie Stickstoffverbindungen, Fette, Harze, Aminosäuren, Zellulose, Gesamthuminsäuren, Glucose, ätherische Öle. Spurenelemente: Bor, Zirkom, Barium, Jod, Magnesium. Ohne Konservierungsstoffe.
Abgefüllt in 2 kg-Gebinde.

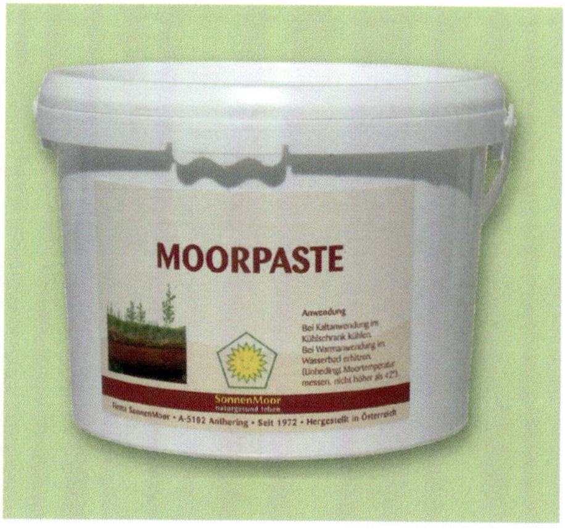

Meine Erfahrungen: Gicht, Akne, Rheuma, Gelenksentzündungen, Knieschmerzen, schmerzhafte Verspannungen. Wird als Packung oder Wickel lokal angewendet

KRÄUTERBAD

Zusammensetzung: Wacholderbeeren, Pfefferminze, Rosmarin, Kamille, Ringelblume Gundelrebe, Kalmuswurzel, Zinnkraut, Labkraut, Schafgarbe, Zichoriewurzel, Löwenzahnkraut, Quendel, Melissenblätter, Anserine, Frauenmantel.
Füllgewicht: 400 g.
Meine Erfahrungen: Bäder bei Durchblutungsstörungen in Händen und Füßen, Ermüdungserscheinungen, Kreislaufstörungen, sanft belebend.

KRÄUTERBITTER

Zusammensetzung: Auszug aus verschiedenen Kräutern wie Melisse, Wacholder, Quendel, Kalmuswurzel, Löwenzahnblätter, Kümmel, Rosmarin, Anserine, Kamille.
Mit 15% Alkohol. Inhalt: 250 ml.
Anwendung: Ein sehr beliebter, wohlschmeckender Kräuterbitter, der aus verschiedenen Kräutern hergestellt wird. Eignet sich hervorragend zur Unterstützung der Verdauung nach üppigen Mahlzeiten und für Menschen, die nach dem Essen ein Völlegefühl verspüren. Er ist auch bei Blähungen oder Magenverstimmung eine große Hilfe.

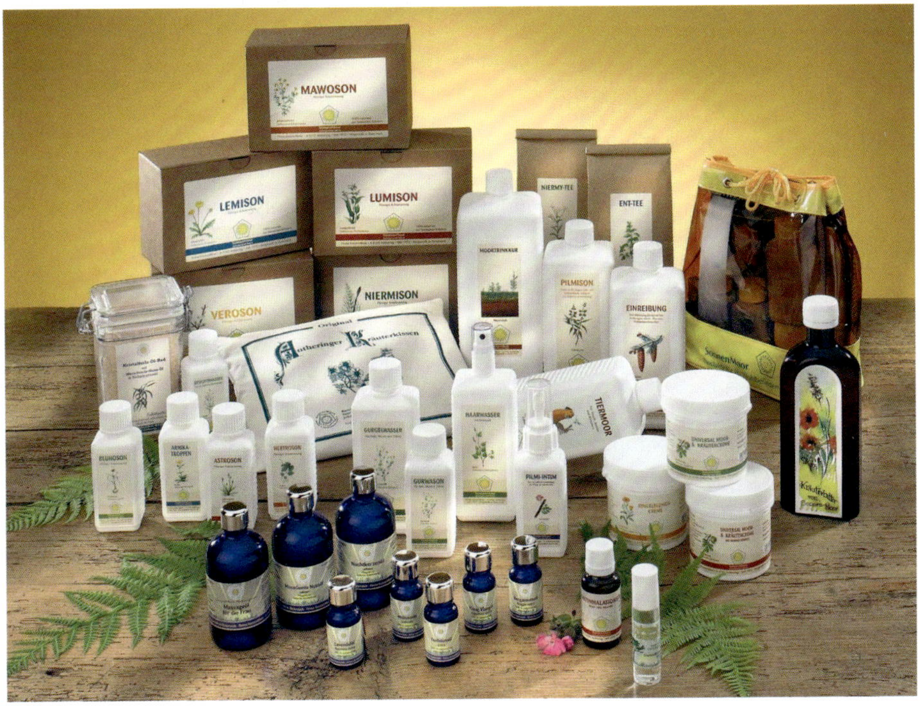

HERNE-TEE

Zusammensetzung: Melissenblätter, Weißdornblätter, Gundelrebe, Labkraut, Rosmarin, Schafgarbe, Hohlzahn.
Meine Erfahrungen: Nervenleiden, Depressionen. Anwendung: Der Tee wirkt beruhigend.

NIERMY-TEE

Zusammensetzung: Schafgarbe, Labkraut, Kamille, weiße Taubnessel, Anserine, Ringelblume, Hohlzahn, Frauenmantel.
Meine Erfahrungen: zur Unterstützung der Niere, Blase und ableitenden Harnwege.

ENT-TEE

Zusammensetzung: Brennesselblätter, Birkenblätter, Brombeerblätter, Melisse, Hagebutte, Lindenblüten, Hohlzahn, Goldrute, Pfefferminze.
Meine Erfahrungen: Zum Entgiften, Entwässern und Entschlacken des Körpers. Sonstiges: Eine Kur sollte mehrmals im Jahr gemacht werden, dabei sollten Sie bei abnehmenden Mond beginnen.

PRO-TEE

Zusammensetzung: Weidenröschen, Frauenmantel, Melisse, Käsepappel, Labkraut.
Meine Erfahrungen: Zur Unterstützung der Prostata.
Sonstiges: Der Tee kann sehr gut vorbeugend angewendet werden.

KRÄUTERTEE ZUM INHALIEREN

Zusammensetzung: Kamille, Erdbeerblätter, Pfefferminze, Wacholderbeeren, Käsepappel, Schafgarbe, Arnikablüten, Quendel, Malve, Bibernellwurzel, Rosmarin.
Meine Erfahrungen: Stirnhöhlenvereiterung und -entzündung, Nebenhöhlenvereiterung und -entzündung, Rachen- und Halsentzündung, Asthma, Bronchitis, Kinderbronchitis, Schnupfen, Grippe.

MAWO-TEE

Zusammensetzung: Weiße Taubnessel, Birkenblätter, Hagebutte, Kamille, Basilikum, Melisse, Majoran, Salbei, Koriander, Ysop, Thymian, Käsepappel, Anis, Fenchel
Meine Erfahrungen: Beruhigt den Magen, dämpft Stress und Nervosität.

LEMI-TEE

Zusammensetzung: Löwenzahnkraut, Labkraut, Gundelrebe, Ehrenpreis, Mariendistelkörner, Blutwurz, Käsepappel, Schwarze Johannisblätter, Zichoriewurzel.
Meine Erfahrungen: Zur Unterstützung der Leber und Galle.

LUMI-TEE

Zusammensetzung: Quendel, Süßholzwurzel, Kamille, Holunderblüten, Hohlzahn, Spitzwegerich, Zichoriewurzel, Eukalyptusblätter, Isländisch Moos, weiße Taubnessel, Lindenblüten.
Meine Erfahrungen: Zur Unterstützung der Atemwege.

Hinweise zu meinen Teemischungen:

Die Füllmenge bei den Tees beträgt 100g. Die Tees können kurmäßig und andere Behandlungen unterstützend, auch über einen längeren Zeitraum getrunken werden. Bei kurmäßiger, täglicher Anwendung, reichen 100g für 10 Tage. Sie ergänzen die bestehenden Kräuterauszüge für die Organe wirksam, ohne eine Überdosierung zu erreichen.

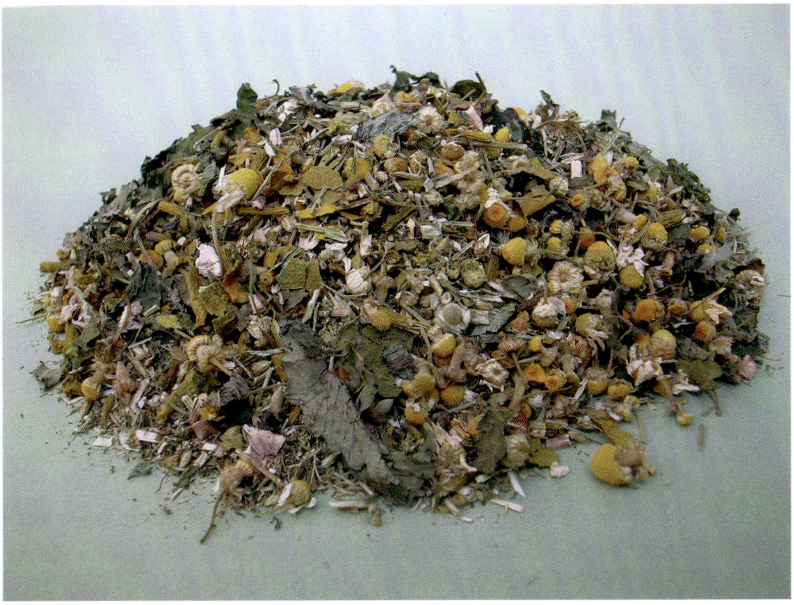

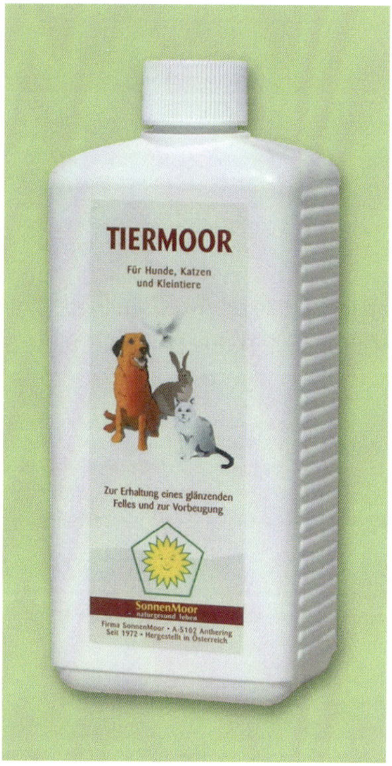

TIERMOOR

Zusammensetzung: Anorganische Stoffe wie Eisenoxyd, Chlor, Kieselsäure, Calciumoxyd, Kohlensäure. Organische Substanzen wie Stickstoffverbindungen, Fette, Harze, Aminosäuren, Zellulose, Gesamthuminsäuren, Glucose, ätherische Öle. Spurenelemente: Bor, Zirkom, Barium, Jod, Magnesium. Ohne Konservierungsstoffe.

Füllmengen: 0,5 l, 5 l und 18 l.

Meine Erfahrungen: In der Tierhaltung wird das TIERMOOR bei den verschiedensten Problemen z.B. bei Fruchtbarkeitsstörungen, Trächtigkeitsproblemen, Aufzuchtsproblemen, Vergiftungserscheinungen, Fressunlust, Durchfall, Verdauungsstörungen, Zysten, Lungenentzündungen, Mauke, Ekzemen, struppigem Fell und Haarausfall angewendet. Es wird inzwischen verstärkt von Tierärzten empfohlen und verabreicht.

KÄLBERMOOR

Zusammensetzung: getrocknetes Moor, Kamille, Blutwurz, Anserine, Hirtentäschel, Schafgarbe, Brombeerblätter.

Füllmenge: 250 g.
Meine Erfahrungen: schwere Durchfälle, Kälberruhr.

Zur Nachbehandlung der Durchfälle unbedingt KÄLBERMOOR verwenden. Kann bei jedem Tier verwendet werden. Zur Aufbewahrung muss es trocken gelagert werden.

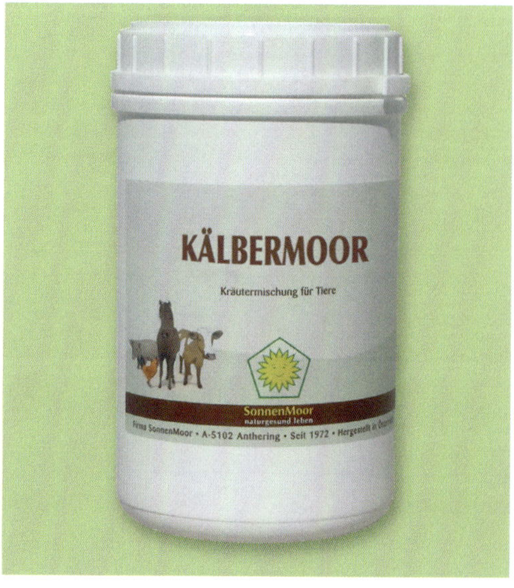

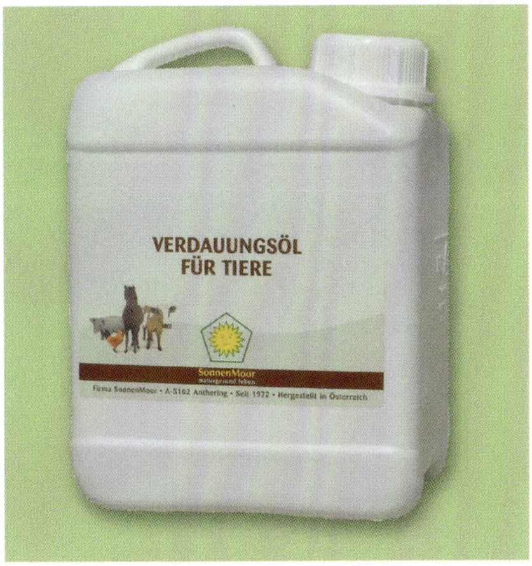

VERDAUUNGSÖL

Zusammensetzung: Kalmusöl, Anisöl, Fenchelöl, Kümmelöl, Sonnenblumenöl.
Ohne Konservierungsstoffe.
Füllmenge: 2 l.
Meine Erfahrungen: starke Blähungen und Verstopfungen.
Anwendung: Je nach Größe der Tiere muss es zwischen 3-mal täglich 1 Tl. bis zu 3-mal täglich 0,25 l verabreicht werden.
Nach dem Abklingen der Beschwerden sollte zur Nachbehandlung unbedingt Tiermoor verwendet werden. Das Öl muss kühl gelagert werden.

EUTERFETT

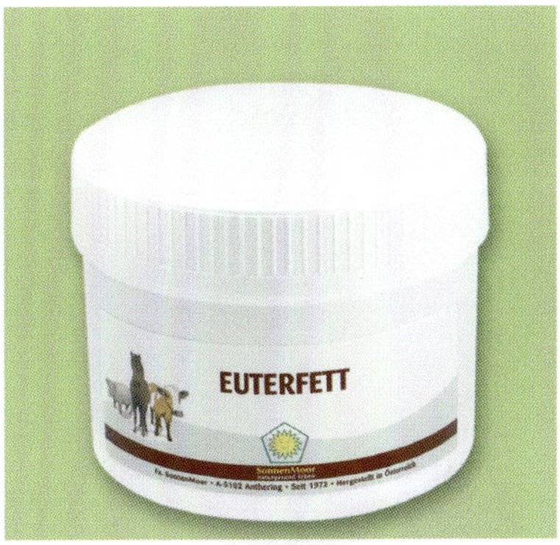

Zusammensetzung: Fichtennadeln, Kalmuswurzel, Quendel, Käsepappel, Alkohol, Reisstärke, Wacholderbeeren, Rosskastanien, Kamillenblüten, Arnikablüten, Sheabutter, Palmfett, Ringelblume, Moor.
Ohne Konservierungsstoffe.
Füllmenge: 500 g.
Meine Erfahrungen: Euterentzündungen.
Anwendung: 3- bis 5 mal täglich das Euter gut einschmieren.
Bei empfindlichen Kühen kann das Euter von Zeit zu Zeit vorbeugend behandelt werden. Es enthält keine Antibiotika, Sulfonamide oder Cortison.

ATEMWOHL FÜR TIERE

Zusammensetzung: Blutwurz, Spitzwegerich, Zinnkraut, Kamille, Kümmel, Lungenkraut, Isländisch Moos, Wacholderbeeren, Süßholzwurzel, Ehrenpreis, Gundelrebe, Labkraut, Quendel, Hohlzahn, Käsepappel, Ringelblume, Wasser.
Füllmenge: 8 Flaschen zu je 100 ml.
Anwendung: Zur Unterstützung der Atemwege. Ergänzungsfuttermittel für Hunde, Katzen, Kaninchen, Vögel, Hühner, Schweine, Rinder, Pferde, Schafe usw.

Anwendungserfahrungen von A-Z

Hier finden Sie von mir entwickelte Moor- und Kräutermischungen und Anwendungserfahrungen für die verschiedenen Beschwerden tabellarisch aufgelistet. Alle Angaben beruhen auf 30 Jahren praktischen Erfahrungen bei Mensch und Tier.

Vorsicht bei der Anwendung alkoholhaltiger Kräuterauszüge bei Schwangeren und Kindern!

Indikation	Anwendung	Darreichungsform
Abnutzungen		
	KRÄUTER-MASSAGEFLUID,mehrmals tägl. anwenden UNI-CREME	
Akne		
	TRINKMOOR, LEMISON	2-mal tägl. trinken
	GESICHTSWASSER	Problemstellen betupfen
	UNI-CREME	nachbehandeln bei trockener Haut
Allergien		
	TRINKMOOR, MAWOSON, LEMISON	2-mal täglich trinken
Alzheimer		
	TRINKMOOR, MAWOSON	2-mal täglich trinken
	HERTROSON	3-mal täglich trinken
Anämie (Blutarmut)		
	TRINKMOOR, MAWOSON	2-mal täglich trinken
		Blutarmut kann durch eine chronische Mandelentzündung entstehen.

Meine Heilmoor- und Kräutermischungen

Indikation	Anwendung	Darreichungsform
Angina, akute		
	TRINKMOOR	2-mal tägl. trinken
	GURGELWASSER	3-5x tägl. gurgeln, 1EL.trink.
	UNI - CREME	Halsbereich eincremen
Angina, chronische		
	TRINKMOOR, MAWOSON	2-mal tägl. trinken
	GURGELWASSER	3-5x tägl. gurgeln, 1EL.trink.
	UNI - CREME	Halsbereich eincremen
	Es kann eine längere Behandlungsdauer notwendig sein.	
Asthma		
	TRINKMOOR, LUMISON, MAWOSON	2-mal täglich trinken
	ASTROSON	3-mal täglich trinken
	KALTINSON	alle 2 Stunden inhalieren
	Es kann von Vorteil sein, wenn Sie weniger Fleisch essen.	
Bauchspeicheldrüsenerkrankungen		
	LEMISON, TRINKMOOR, MAWOSON	2-mal täglich trinken
Besenreiser		
	TRINKMOOR, LEMISON, MAWOSON	2-mal täglich trinken
	UNI-CREME	Tägl. mehrmals eincremen
	KRÄUTER-MASSAGE-FLUID	
	Besenreiser können durch Magen- und Darmprobleme entstehen.	

Meine Heilmoor- und Kräutermischungen

Indikation	Anwendung	Darreichungsform
Blähungen		
	MAWOSON	1/2 Flasche nach dem Essen trinken
Blähungen, chronische		
	MAWOSON, LEMISON	2-mal täglich trinken
Blähungen sind häufig verbunden mit Leber-, Galle- und Verdauungsproblemen.		
Blasenentzündung		
	TRINKMOOR, NIERMISON, MAWOSON, NIERMY-TEE GURGELWASSER	2-mal täglich trinken
Wichtig dabei, viel NIERMY-TEE trinken!	UNI - CREME	mehrmals täglich Blasengegend eincremen
Blasenschwäche chron.		
	TRINKMOOR	2-mal täglich trinken
	MOOR ZUM BADEN 1.Kur über 4 Wochen Kurpause, dann wiederholen	täglich Sitzbäder so warm, wie Sie sich dabei wohlfühlen
	NIERMISON	ca. 8 Wochen einnehmen
	NIERMY-TEE	ca. 8 Wochen nachkuren
Blutdruck, erhöht		
	TRINKMOOR, MAWOSON, BLUHOSON	2-mal täglich trinken
Die Ursachen für den erhöhten Blutdruck können vielfältig sein. Er kann z.B. durch Nieren- oder Herzerkrankungen oder Arterienverkalkung ausgelöst werden.		

Meine Heilmoor- und Kräutermischungen

Indikation	Anwendung	Darreichungsform
Bronchitis		
	TRINKMOOR, GURWASON, LUMISON	2-mal täglich trinken
	ASTROSON	3-mal täglich, nur tropfenweise!
	UNI-CREME	Brust u. Rücken eincremen
	KALTINSON	alle 2 Stunden inhalieren
	LUMI-TEE, INHALATIONS-KRÄUTERMISCHUNG	
Bei Kindern unter 12 Jahren halbe Dosierung		
Brustentzündungen		
	UNI-CREME	Brust 3-4-mal täglich eincremen
	GURGELWASSER/GURWASON	3-mal täglich trinken
Bei gutartigen Knoten, UNI-CREME + Murmeltierfett verwenden!		
Cholesterinspiegel, Tryglizeridspiegel erhöhter		
	TRINKMOOR, MAWOSON, LEMISON	2-mal täglich trinken
Die Ursache für einen erhöhten Cholesterinspiegel ist häufig ernährungsbedingt oder vererbt.		
Darmdivertikel		
	TRINKMOOR, MAWOSON, GURGELWASSER	2-mal täglich trinken
Eine erhöhte Flüssigkeitsaufnahme ist notwendig. Mehrmonatige Kurdauer!		
Darminfektion		
	TRINKMOOR, MAWOSON, GURGELWASSER	2-mal täglich trinken

Meine Heilmoor- und Kräutermischungen

Indikation	Anwendung	Darreichungsform
Darmverschluss		
Sie können innerhalb von 5 Minuten einige Becher Sauerrahm oder 1l Sauermilch trinken, sollten jedoch unbedingt auch einen Arzt aufsuchen.		
Desinfektion offener Wunden		
	GURGELWASSER mit ARNIKATROPFEN	1 : 1 mischen, Wunde damit betupfen
	UNI-CREME	die Wundränder eincremen
Depressionen		
	TRINKMOOR, NIERMISON MAWOSON, HERTROSON	3-mal täglich trinken
	HERNE-TEE	über den Tag verteilt trinken
Bitte verzichten Sie unbedingt auf Alkohol. Die Ängste liegen in den Nieren.		
Durchblutungsstörungen		
	TRINKMOOR, MAWOSON	2-mal täglich trinken
	KRÄUTERBAD für Fuß-, Hand-, oder Vollbäder	
	KR.-MASS.-FLUID, UNI-CREME	erst einreiben, dann cremen.
Mehrmals täglich die schmerzenden Stellen eincremen. Durchblutungsstörungen können durch einen zu hohen Cholesterin- oder Triglyzeridspiegel im Blut entstehen.		
Durchfall		
	GURGELWASSER	3-5-mal täglich 1 EL.trinken
	TRINKMOOR	2-mal täglich 1 EL. trinken

Meine Heilmoor- und Kräutermischungen

Indikation	Anwendung	Darreichungsform
Durchfall, nach Darmoperation		
	TRINKMOOR	2-mal täglich trinken
	GURGELWASSER	3-mal täglich trinken
Nach einer Operation ist häufig die normale, gesunde Darmflora zerstört.		
Eierstockentzündung		
	TRINKMOOR, MAWOSON, NIERMISON, GURGELWASSER	2-mal täglich trinken
	UNI-CREME	mehrmals täglich den Unterbauch eincremen
	MOORBÄDER	2 x wöchentlich In Absprache mit dem Arzt
Sie sollten keine schwere Arbeit erledigen und sich schonen.		
Eierstockpolypen		
	TRINKMOOR, MAWOSON, NIERMISON, GURGELWASSER	2-mal täglich trinken
	UNI-CREME	mehrmals täglich den Unterbauch eincremen
	WARME MOORPACKUNG	2 x wöchentlich auf den Bauch
Sie sollten keine schwere Arbeit erledigen. In Absprache mit dem Arzt		
Eileiterentzündung		
	TRINKMOOR, MAWOSON, NIERMISON, GURGELWASSER	2-mal täglich trinken
	UNI-CREME	mehrmals täglich den Unterbauch eincremen
	MOORBÄDER	2 x wöchentlich
Sie sollten keine schwere Arbeit erledigen.		In Absprache mit dem Arzt

Meine Heilmoor- und Kräutermischungen

Indikation	Anwendung	Darreichungsform
Ekzem		
	mit GURGELWASSER betupfen, UNI-MOOR und KRÄUTER-CREME eincremen, bei chronischer Ekzemneigung entgiften mit NIERMISON, LEMISON, TRINKMOOR	
Ermüdungserscheinung		
	KRÄUTERBAD für Fußbäder	nach dem Fußbad einreiben KRÄUTER-MASSAGE-FLUID.
	+ UNI-CREME	und eincremen
Erschöpfung oder chronische Müdigkeit		
	TRINKMOOR, MAWOSON	2-mal täglich trinken
Zusätzlich können Sie eine Darmsanierung vornehmen, den Körper entgiften und Ihren Schlafplatz überprüfen lassen, evtl. um Moorbadekur ergänzen.		
Fersensporn		
	UNI-CREME mit MURMELTIERÖL mehrmals tägl. eincremen längere Anwendungsdauer.	
Zusätzlich können Sie die Uni-Creme mit Murmeltieröl über Nacht als Creme-Wickel auflegen.		
Fettleber		
	LEMISON, TRINKMOOR	
	MAWOSON	2-mal täglich trinken
Sie sollten Ihre Ernährung umstellen und kaltgepresstes Öl zur Zubereitung Ihrer Mahlzeiten verwenden.		
Fischvergiftung		
	GURGELWASSER	viel trinken
	TRINKMOOR	zur Nachbehandlung
		Unbedingt den Arzt aufsuchen!

Meine Heilmoor- und Kräutermischungen

Indikation	Anwendung	Darreichungsform
Frostbeulen		
	TRINKMOOR	2-mal täglich trinken
	UNI-CREME m. MURMELTIERÖL	über Nacht einwirken lassen
Gallenblasenentzündung		
	LEMISON, MAWOSON TRINKMOOR, GURWASON	2-mal täglich trinken
Gallenkoliken		
	TRINKMOOR, MAWOSON, LEMISON	2-mal täglich trinken
Bei Beginn einer Kolik sofort einen EL. kaltgepresstes Olivenöl, oder zur Not Speiseöl, trinken.		
Gallensteine		
	TRINKMOOR, MAWOSON, LEMISON	2-mal täglich trinken
Gallenwegsentzündung		
	TRINKMOOR, GURWASON MAWOSON, LEMISON	2-mal täglich trinken
Gastritis		
	TRINKMOOR, MAWOSON, GURWASON	2-mal täglich trinken
Sie sollten Alkohol, Bohnenkaffee, Zucker, Milchprodukte und Pfefferminztee meiden, Sauermilch oder Dickmilch dagegen ist empfehlenswert.		

Meine Heilmoor- und Kräutermischungen

Indikation	Anwendung	Darreichungsform
Gebärmutterentzündung		
	TRINKMOOR, MAWOSON, NIERMISON, GURGELWASSER	2-mal täglich trinken
	NIERMY-TEE über den Tag aufgeteilt trinken	
	UNI-CREME mehrmals täglich den Unterbauch eincremen	
	MOORBÄDER als Nachsorge	2-mal wöchentlich in der Nichtakuten Phase Sie sollten keine schwere Arbeit erledigen. In Absprache mit dem Arzt
Gelenkbeschwerden		
	MOORPASTE mit Apfelessig vermischen	täglich 1-mal auftragen
	KRÄUTER-MASSAGEFLUID, UNI-CREME	mehrmals tägl. anwenden
Gicht		
	TRINKMOOR	2-mal täglich trinken zum Entgiften
	KRÄUTER-MASS.-FLUID, UNI-CREME	mehrmals tägl. anwenden
	MOORPASTE	regelmäßig kneten Sie sollten unbedingt die Ernährung umstellen.
Gichtknoten		
	UNI-CREME m. MURMELTIERÖL	mehrmals tägl. eincremen, auch über Nacht dick auflegen
	MOORPASTE	kneten

Indikation	Anwendung	Darreichungsform
Grippe		
	GURGELWASSER	gurgeln, 2-mal tägl. trinken
	MAWOSON, TRINKMOOR,	2-mal täglich trinken
	KALTINSON	alle 2 Stunden inhalieren
Eventuell Verdauung mit VEROSON anregen, um den Virus aus dem Darm zu befördern.		
Haarausfall		
	HAARWASSER	nach der Haarwäsche auftragen
	LEMISON und TRINKMOOR,	2-mal täglich trinken
Haarausfall kann auch von einer Funktionsstörung der Leber oder der Nieren kommen.		
Hammerzehen		
	UNI-CREME m. MURMELTIERÖL mehrmals tägl. eincremen, und nachts dick auflegen.	
Harnleiterentzündung		
	TRINKMOOR, MAWOSON, NIERMISON, GURGELWASSER	2-mal täglich trinken
	UNI-CREME	mehrmals tägl. Unterbauch eincremen
	NIERMY-TEE	über den Tag verteilt trinken
Harnröhrenentzündung		
	TRINKMOOR, MAWOSON, NIERMISON, GURGELWASSER	2-mal täglich trinken
	NIERMY-TEE	über den Tag verteilt trinken
	UNI-CREME	mehrmals tägl. Unterbauch eincremen

Meine Heilmoor- und Kräutermischungen

Indikation	Anwendung	Darreichungsform
Harnwegsbeschwerden		
	TRINKMOOR, MAWOSON, NIERMISON GURGELWASSER UNI-CREME	 2-mal täglich trinken mehrmals tägl. eincremen
Sie sollten keine schweren Sachen heben.		
Hämorrhoiden		
	RINGELBLUMENCREME oder UNI-CREME	 in den After einführen
	TRINKMOOR, + GURGELWASSER	 trinken
Ursache dafür kann eine falsche Ernährung sein. Eine Darmreinigung ist günstig. Bei Schmerzen sollten Sie die Verdauung unterstützen, indem Sie leicht verdauliche Speisen essen und viel trinken. VEROSON erleichtert den Stuhlgang.		
Hautunreinheiten		
	TRINKMOOR, LEMISON	
	GESICHTSWASSER	Stellen betupfen
	UNI-CREME	mehrmals tägl. eincremen, bei trockener Haut
Vor der Behandlung sollte 1-mal täglich eine Kamillenkompresse gemacht werden. Empfehlenswert wäre es den Darm mit der KOMBIKUR zu entgiften.		
Haut-, Kopfhautekzem		
	LEMISON, NIERMISON, TRINKMOOR, entgiften Mit Gurgelwasser betupfen, Haarwasser einmassieren	
Herzbeschwerden		
	TRINKMOOR, MAWOSON, HERTROSON	 2-mal täglich trinken

Meine Heilmoor- und Kräutermischungen

Indikation	Anwendung	Darreichungsform
Herzschwäche		
	MAWOSON, TRINKMOOR, LEMISON, HERTROSON	2-mal täglich trinken
	HERNE-TEE	über den Tag verteilt trinken

Die Leber mitbehandeln, da Giftstoffe die eine kranke Leber nicht mehr eliminieren kann, das Herz belasten können.

Indikation	Anwendung	Darreichungsform
Heuschnupfen		
	ENTGIFTUNGSKUR 1 Monat	Immunsystem stärken
	ASTROSON	3-mal täglich 40 Tropfen
Hodenschmerzen		
	UNI-CREME	mehrmals täglich die Hoden eincremen
Hodenentzündung		
	GURGELWASSER	2-mal täglich trinken
	Zuerst Eisbeutel auflegen bis es zu brennen beginnt, anschließend UNI-CREME verwenden, so lange bis der Hoden die normale Größe wieder erreicht hat. Von Vorteil wäre auch ein Hodenhalter.	
Hormonell bedingte Störungen		
	TRINKMOOR, MAWOSON	2-mal täglich trinken
	MOORBÄDER	2-mal wöchentlich

Kalk- und Östrogenmangel entstehen besonders in den Wechseljahren.

Indikation	Anwendung	Darreichungsform
Husten		
	ASTROSON, GURGELWASSER	2-mal täglich trinken
	UNI-CREME	Brust und Rücken eincremen
	KALTINSON	alle 2 Stunden durch den Mund inhalieren

Indikation	Anwendung	Darreichungsform

Hyperaktivität

	TRINKMOOR, HERTROSON, MAWOSON	2-mal täglich

Sie sollten viel trinken und auf weißes Mehl und Traubenzucker (Glukose) verzichten (z.B. in Schokolade, bunten Schokodrops). Lassen Sie Ihre Wohnung eventuell auf Wasseradern und Erdstrahlen testen. Auch eine Nickelallergie kann eine mögliche Ursache für die Hyperaktivität sein.

Ischias

KRÄUTER-MASSAGEFLUID, UNI-CREME bis zu 5-mal täglich anwenden

Versuchen Sie sich in einem heißen MOORBAD zu dehnen und zu entspannen, ein eingeklemmter Nerv kann sich dann eventuell lösen.

Ischiasanfall, schwer

	MOORPASTE	auf schmerzende Stelle auftragen
	KRÄUTER-MASSAGEFLUID, UNI-CREME	5-6 mal täglich anwenden

Immunschwäche

	TRINKMOOR, LEMISON	2-mal täglich trinken

Insektenstich

	KRÄUTER-MASSAGEFLUID	Stichstellen betupfen

Infekt, grippaler

	TRINKMOOR, MAWOSON	2-mal täglich trinken

symptomspezifisch ergänzen mit Kräuterinhalationsmischung, Duft- u. Riechöl, Gurgelwasser, Hust-Tee

Indikation	Anwendung	Darreichungsform

Konzentrationsschwäche

	MAWOSON	2-mal täglich trinken
	HERTROSON	3-mal täglich 40 Tropfen

Die Behandlung 8 bis 12 Wochen durchführen. Sie sollten Vitamin-B-haltige Lebensmittel, Vollkornprodukte und Keimlinge essen.

Kopfjucken

	ENTGIFTUNGSKUR	2-mal täglich trinken
	GURWASON	nach dem Haarewaschen auftragen.

Das Kopfjucken kann von einer Übersäuerung des Körpers kommen.

Knieschmerzen

	UNI-CREME	mehrmals täglich anwenden
	MOORPASTE	kalt oder warm, je nach Schmerzursache

Kreislaufstörungen

	MAWOSON, TRINKMOOR,	2-mal täglich trinken
	KRÄUTERBAD	Fuß- od. Armbäder
	KRÄUTER-MASS.-FLUID, UNI-CREME	mehrmals täglich und nach dem Bad anwenden

Kreuzschmerzen

	KRÄUTER-MASS.-FLUID, UNI-CREME	mehrmals tägl. anwenden

Die Schmerzen können auch ausstrahlende Schmerzen von Leber-, Galle - oder Nierenproblemen sein. Es können aber auch reine Nervenattacken sein.
Bitte klären Sie die Ursache ab!

Indikation	Anwendung	Darreichungsform

Leberentzündung

	LEMISON, TRINKMOOR,	
	MAWOSON, GURWASON	2-mal täglich trinken

Bei Leberproblemen sollten Sie unbedingt auf Alkohol, schwarzen Tee und Kaffee verzichten und Ihre Ernährung umstellen.

Leberleiden

	TRINKMOOR, MAWOSON	
	LEMISON	

Leberprobleme können auch ihre Ursache im seelisch-geistigen Bereich haben. „Mir ist etwas über die Leber gelaufen." Da hilft nur eine Änderung der Einstellung.

Leberwerte, erhöhte

	MAWOSON,	
	LEMISON	2-mal täglich trinken

Lungenschwäche

	TRINKMOOR, LEMISON	2-mal täglich trinken

Lungenentzündung

	LUMISON, GURGELWASSER	
	TRINKMOOR, ASTROSON	2-mal täglich trinken
	UNI-CREME	mehrmals täglich Brust und Rücken eincremen
	LUMI-TEE	am Tag verteilt trinken
	KALTINSON	mehrm. tägl. inhalieren
	INHAL.-KRÄUTERMISCHUNG	mehrm. tägl. inhalieren

Meine Heilmoor- und Kräutermischungen

Indikation | Anwendung | Darreichungsform

Mandelentzündung

TRINKMOOR, MAWOSON, 2-mal täglich trinken
GURGELWASSER mehrmals täglich gurgeln

Magenbeschwerden, chronisch

TRINKMOOR, MAWOSON
GURWASON 2-mal täglich trinken

Sie sollten Alkohol, Bohnenkaffee, Zucker und Milchprodukte vermeiden.
Essen Sie lieber häufiger am Tag und dafür kleinere Mahlzeiten.

Mageninfektion

TRINKMOOR, MAWOSON
GURGELWASSER 2-mal täglich trinken

Magensäure, zu viel

TRINKMOOR 2-mal täglich trinken
Nach 2 Wochen MAWOSON dazu geben

Magensäure, zu wenig

MAWOSON, TRINKMOOR 2-mal täglich trinken

Meniskusbeschwerden

GURGELWASSER 2-mal täglich trinken
KR.-MASS.-FLUID, UNI-CREME mehrmals tägl. anwenden

Wenn verstärkte Schmerzen auftreten, nur mit UNI-CREME m. Murmeltierfett einschmieren.

Meine Heilmoor- und Kräutermischungen

Indikation	Anwendung	Darreichungsform
Migräne		
	MAWOSON, HERTROSON, TRINKMOOR	2-mal täglich trinken

MUTTERKRAUTKAPSELN aus der Apotheke 1-mal täglich einnehmen.
Migräne kann viele Ursachen haben: Magen- und Darmprobleme, Leber- oder Gallenbeschwerden, Stress, Stauung im Blutfluss, ein psychisches oder ein hormonelles Leiden. Eine zusätzliche Behandlung mit einer Fußreflexzonenmassage ist möglich.

Indikation	Anwendung	Darreichungsform
Mittelohrentzündung		
	1 Teil GURGELWASSER bzw. GURWASON und 2 Teile JOHANNISKRAUTÖL	2:1 mischen, diese Mischung ins Ohr träufeln + mit Watte verschließen

Ursache für eine Mittelohrentzündung können auch chronisch kranke Mandeln sein. Dann können diese auch mit Gurgelwasser behandelt werden.

Indikation	Anwendung	Darreichungsform
Morbus Crohn		
	TRINKMOOR, MAWOSON, GURGELWASSER	2-mal täglich trinken

Indikation	Anwendung	Darreichungsform
Mundfäule (Stomatitis)		
	GURGELWASSER	bis zu 5 Mundspülungen am Tag durchführen

Dabei muss das Gurgelwasser mindestens Körpertemperatur haben.

Indikation	Anwendung	Darreichungsform
Muskelkater		
	KR.-MASS.-FLUID, UNI-CREME	mehrmals tägl. anwenden

Meine Heilmoor- und Kräutermischungen

Indikation	Anwendung	Darreichungsform
Muskelriss		
	KR.-MASS.-FLUID, UNI-CREME	mehrmals tägl. anwenden
Myom		
	TRINKMOOR, MAWOSON NIERMISON, GURGELWASSER	2-mal täglich trinken
	NIERMY-TEE	über den Tag verteilt trinken
	UNI-CREME	mehrmals täglich den Unterbauch eincremen
	MOORBAD	2 x wöchentlich nur mit ärztlicher Absprache
Sie sollten keine schwere Arbeit erledigen. Auslöser für die Entwicklung von Myomen können von den Nieren, aber auch durch Partnerschaftsprobleme kommen.		
Muttermal, entzündet		
	GURGELWASSER	Muttermal betupfen + 2-mal täglich trinken
	UNI-CREME	mehrmals tägl. eincremen
Vom Arzt untersuchen lassen wegen Hautkrebsgefahr!		
Nagelpilz		
	TRINKMOOR, GURGELW	2-mal tägl. trinken
	PILMISON	betroffene Stelle mehrmals tägl. besprühen, oder 1-mal tägl. die befallenen Nägel darin baden.
Die Ursache kann eine Übersäuerung oder Immunsystemschwäche des Körpers sein. Es wäre deshalb günstig den Körper zu entgiften.		
Narbenverhärtung		
	UNI-CREME + MURMELTIERÖL	mehrmals tägl. anwenden und über Nacht auflegen

Meine Heilmoor- und Kräutermischungen

Indikation	Anwendung	Darreichungsform
Nebenhöhlenentzündung		
	TRINKMOOR	2-mal tägl. trinken
	INHALATIONSKRÄUTERMISCHG.	am Abend inhalieren
	UNI-CREME	Nase und Stirn eincremen
	KALTINSON	alle 2 Stunden inhalieren
GURWASON mit JOHANNISKRAUTÖL 1:1 mischen und in die Nase ziehen		
Nebenhöhlenvereiterung		
	TRINKMOOR	trinken
	INHALATIONSKRÄUTERMISCHG.	am Abend inhalieren
	UNI-CREME	Nase und Stirn eincremen
	KALTINSON	alle 2 Std. inhalieren
	GURWASON mit JOHANNISKRAUTÖL 1:1 mischen und in die Nase ziehen	
Nervenentzündung		
	MAWOSON	2-mal täglich trinken
	UNI-CREME	mehrmals täglich die schmerzenden Stellen eincremen.
Nervenleiden		
	TRINKMOOR, MAWOSON, HERTROSON	2-3 mal täglich trinken
	HERNE-TEE	über den Tag verteilt trinken
Nervenschwäche		
	TRINKMOOR, MAWOSON, HERTROSON	2-3 mal täglich trinken
	HERNE-TEE	über den Tag verteilt trinken

Indikation	Anwendung	Darreichungsform

Nervöses Magenleiden

	MAWOSON, TRINKMOOR	2-3 mal täglich trinken

Nervosität

	MAWOSON, HERTROSON, TRINKMOOR	2-3 mal täglich trinken

Häufig sind Stress, Ängste und schwerwiegende Probleme der Auslöser der Nervosität. Die Ursache kann aber auch auf einer Übersäuerung oder Immunsystemschwäche des Körpers beruhen. Es wäre deshalb günstig den Körper zu entgiften.

Neurodermitis (Juckflechte)

	ENTGIFTUNGSKUR mind. 1 Monat	2-mal täglich trinken
	GURWASON + UNI-CREME	auftragen

Die befallenen Stellen betupfen, nicht abwaschen, sondern eintrocknen lassen.

Nierenbeckenentzündung

	NIERMISON, MAWOSON, TRINKMOOR, GURWASON	2-mal tägl. trinken
	NIERMY-TEE	über den Tag verteilt trinken
	UNI-CREME	Nierengegend mehrmals täglich eincremen

Bei Nierenerkrankungen sollten Sie Alkohol, Milchprodukte und Salz vermeiden. Bitte heben Sie keine schweren Sachen. Es ist wichtig die Nierengegend warm zu halten.

Nierenentzündung, akute

	NIERMISON, MAWOSON, TRINKMOOR, GURWASON	2-mal tägl. trinken
	UNI-CREME	Nierengegend mehrmals täglich eincremen

Bei Nierenerkrankungen sollten Sie Alkohol, Milchprodukte und Salz vermeiden. Bitte heben Sie keine schweren Sachen. Es ist wichtig die Nierengegend warm zu halten. Mit einer Fußreflexzonenmassage zur Unterstützung wurden bereits gute Erfolge erzielt. Viel Hagebuttentee trinken, es kann auch etwas Kamille und Käsepappel dazu gegeben werden.

Indikation	Anwendung	Darreichungsform

Nierenbeschwerden, chronische

	NIERMISON, MAWOSON, TRINKMOOR, GURWASON	2-mal tägl. trinken
	UNI-CREME	Nierengegend mehrmals täglich eincremen

Bei Nierenerkrankungen sollten Sie Alkohol, Milchprodukte und Salz vermeiden.Bitte heben Sie keine schweren Sachen. Es ist deshalb wichtig sich warm zu halten.

Nierenleistung, zu geringe

	TRINKMOOR, NIERMISON	2-mal täglich trinken

NIERMYTEE über den Tag verteilt trinken. Zinnkrautbäder sind empfehlenswert

Nierensand

	NIERMISON, TRINKMOOR,	2-mal täglich trinken

Bei Nierenerkrankungen sollten Sie Alkohol, Milchprodukte und Salz vermeiden.

Nehmen Sie viel Flüssigkeit zu sich. (NIERMY-TEE)

Zinnkrautbad nehmen, 2-mal wöchentlich

Offene Füße

	ENTGIFTUNGSKUR	2-mal täglich trinken
	GURWASON	Wundränder betupfen
	UNI-CREME	Wundränder mehrmals täglich eincremen

Die Wunde ist das „Giftventil" für den Körper. Achten Sie darauf, dass diese nicht zu schnell an der Hautoberfläche zuheilt, sonst kann es zu einer Blutvergiftung kommen.

Ohrenschmerzen + Ohrspeicheldrüsen-Entzündung

	1 Teil GURGELWASSER (bzw. GURWASON) 2 Teile Johanniskrautöl 2 : 1 mischen	diese Mischung auf einen Wattebausch geben und diesen vorsichtig ins Ohr stecken

Meine Heilmoor- und Kräutermischungen

Indikation	Anwendung	Darreichungsform
Operationswunden, Operationsnarben		
	GURWASON	Wunde betupfen
	UNI-CREME	Wundränder eincremen
Osteoporose		
	MOORPASTE + Apfelessig	vermischen + auftragen
	TRINKMOOR, MAWOSON	2-mal täglich trinken
	UNI-CREME und EINREIBUNG	mehrmals anwenden
Essen Sie viele vitaminreiche Speisen mit Spurenelementen und Mineralstoffen.		
Paradontose		
	GURGELWASSER	mehrmals tägl. den Mund spülen
Sie sollten sehr kalte und sehr heiße Speisen und Getränke vermeiden.		
Parkinson		
	MAWOSON, TRINKMOOR	2-mal täglich trinken
	KRÄUTER-MASSAGEFLUID	mehrmals täglich die Füße einreiben
Pilzerkrankungen		
	ENTGIFTUNGSKUR	z. Entgiftung des Körpers
	GURGELWASSER	2-mal täglich trinken
	PILMISON	äußerlich behandeln
	PILMI-INTIM	bei Scheidenpilz, äußerlich
Phantomschmerzen		
	TRINKMOOR	2-mal täglich trinken
	UNI-CREME	mehrmals tägl. eincremen

Meine Heilmoor- und Kräutermischungen

Indikation	Anwendung	Darreichungsform
Prellung		
	KR.-MASS.-FLUID, UNI-CREME	mehrmals tägl. einreiben und dann eincremen
Potenzproblem		
	MAWOSON, TRINKMOOR	2-mal täglich trinken
	GURGELWASSER	2-mal 1 Tl. trinken
Gelee Royale zweimal täglich ergänzend dazu trinken.		
Prostatavergrößerung und -beschwerden		
	TRINKMOOR, NIERMISON GURGELWASSER,/GURWASON	2-mal tägl. trinken
	PRO-TEE	über den Tag verteilt trinken
	UNI-CREME	
After und Hoden und den Bereich dazwischen mehrmals täglich eincremen. Während der Kur sollten Sie keinen Alkohol trinken.		
Psoriasis (Schuppenflechte)		
	ENTGIFTUNGSKUR	2-mal täglich trinken
	GURWASON	Stellen betupfen, eintrocknen lassen
	UNI-CREME	anschließend die Stellen eincremen
Empfehlenswert zur Behandlung sind auch Solebäder und das Trinken von Ziegenmilch. Die Psoriasis kann oftmals auch psychische Ursachen haben.		
Rachenentzündung		
Nach dem Gurgeln 1/2 Std. nichts essen + trinken	GURGELWASSER	alle 2 Stunden gurgeln und 2-mal täglich 1 El. trinken
	UNI-CREME	Hals eincremen

Meine Heilmoor- und Kräutermischungen

Indikation	Anwendung	Darreichungsform
Regelstörungen		
	TRINKMOOR, MAWOSON, GURGELWASSER	2-mal täglich trinken
	MOORBAD, kurmässig	2-mal wöchentlich
Rheuma		
	MOORPASTE + Apfelessig	vermischen + auflegen
	KRÄUTER-MASS.-FLUID, UNI-CREME	unbedingt 5-mal täglich anwenden

Vermeiden Sie unbedingt Kaffee, schwarzen Tee, Alkohol, Weißbrot, Innereien, Rindfleischsuppe, Schweinefleisch, Forellen und Tomaten. Sie sollten den Körper entsäuern und entgiften, jedoch keine Wärmeanwendung durchführen. Bei einer Schmerzzunahme nach dem Beginn der Behandlung dürfen Sie nicht damit aufhören. Dies ist eine positive Reaktion auf die Behandlung.

Indikation	Anwendung	Darreichungsform
Reizhusten		
	GURGELWASSER, ASTROSON	3-mal täglich trinken
	KALTINSON	durch den Mund inhalieren
Rückenschmerzen		
	MOORPASTE	mit Apfelessig vermischen und auflegen
	KR.-MASS.-FLUID + UNI-CREME	täglich 5x anwenden

Da die Rückenschmerzen auch durch eine Erkrankung der Leber, Galle oder Nieren ausgelöst werden können, ist es wichtig die Ursache feststellen zu lassen.

Indikation	Anwendung	Darreichungsform
Salmonellenvergiftung		
	TRINKMOOR GURGELWASSER	Sofort nach ersten Anzeichen trinken und dies jede Stunde wiederholen Arzt aufsuchen!

Meine Heilmoor- und Kräutermischungen

Indikation	Anwendung	Darreichungsform
Scheidenpilz		
	PILMI-INTIM	Scheide besprühen o. auf einem Tampon einführen
	GURGELWASSER, TRINKMOOR	2-mal täglich trinken
Schilddrüsen Unterfunktion oder Überfunktion		
	TRINKMOOR, UNI-CREME	2-mal täglich trinken Hals eincremen
Schlaflosigkeit		
	TRINKMOOR, HERTROSON	2-mal täglich trinken
	1/2 Stunde vorm Schlafengehen	

Schilddrüsenprobleme, Stress oder geistige Hyperaktivität können die Ursache für die Schlaflosigkeit sein. Überprüfen Sie Ihren Schlafplatz auch auf Erdstrahlen und Wasseradern.

Indikation	Anwendung	Darreichungsform
Schnupfen		
	LUMISON, GURGELWASSER ASTROSON	2-mal täglich trinken 3-mal täglich trinken
	KALTINSON	alle 2 Stunden inhalieren

GURWASON mit JOHANNISKRAUTÖL 1:1 mischen und durch die Nase aufziehen. Ursachen sind oft emotionale Probleme oder Stress. .

Indikation	Anwendung	Darreichungsform
Schulstress		
	TRINKMOOR, MAWOSON	2-mal täglich trinken

Bitte vermeiden Sie Ihren Kindern gegenüber Aussagen wie „Das Mittel ist gut für deine Schularbeit". Es besteht sonst die Gefahr einer psychischen Abhängigkeit. Besser ist eine Aussage wie: „Das Mittel ist gut zur Unterstützung für deinen Körper."

Indikation	Anwendung	Darreichungsform
Schuppenbildung		
	TRINKMOOR,	2-mal täglich trinken
	HAARWASSER	nach jeder Haarwäsche auftragen

Einer Neubildung können Sie durch eine Kur zur Entsäuerung des Körpers entgegenwirken.

Indikation	Anwendung	Darreichungsform
Schulterschmerzen		
	KR.-MASS.-FLUID, UNI-MOOR CREME	mehrmals täglich

Bei starken Beschwerden zusätzlich MOORPASTE lokal auftragen.
Kalt auftragen, wenn die Stelle heiß ist, sonst warm auftragen.
Allgemeine Entspannung herbeiführen mit MOORBÄDERN.

Meine Heilmoor- und Kräutermischungen

Indikation	Anwendung	Darreichungsform
Sehneneinriss		
	KRÄUTER-MASSAGEFLUID, UNI-CREME	5x täglich anwenden
Seitenstrangangina		
	TRINKMOOR, GURGELWASSER	2-mal täglich trinken
	GURGELWASSER	3-5 mal täglich gurgeln
	UNI-CREME	Halsbereich eincremen
Ist sehr langwierig und erfordert Geduld.		
Stirnhöhleneiterung, Stirnhöhlenentzündung		
	TRINKMOOR	2-mal täglich trinken
	KALTINSON	bis zu 5-mal tägl. durch die Nase inhalieren
	UNI-CREME	Nase + Stirn eincremen.
GURWASON mit JOHANNISKRAUTÖL 1:1 mischen und durch die Nase aufziehen. Darmprobleme können die Ursache für eine Stirnhöhlenvereiterung sein. Es ist wichtig sich warm zu halten.		
Stoffwechselstörungen		
	TRINKMOOR, MAWOSON GURGELWASSER	2-mal täglich trinken
Die Störung ist häufig ernährungsbedingt. Bitte achten Sie auch auf Ihre Leber.		
Stomatitis (Mundfäule)		
	GURGELWASSER oder GURWASON	4 bis 5 Mal täglich 3-5 Minuten Mund spülen
Tennisarm		
	KR.-MASS.-FLUID + UNI-CREME	5x täglich anwenden
	TRINKMOOR	2x täglich trinken
Ein Tennisarm kann auch von Problemen mit dem Dünn- oder Dickdarm ausgelöst werden, dann sollten Sie die Kur zur Entgiftung anwenden. Moorpaste mit Apfelessig vermischen + dick auftragen		

Indikation	Anwendung	Darreichungsform

Triglyzeridgehalt, Cholesteringehalt, erhöhter

	TRINKMOOR, MAWOSON, LEMISON	2-mal täglich trinken

Ein erhöhter Triglyzeridgehalt ist noch gefährlicher als ein zu hoher Cholesteringehalt des Blutes. Die Ursachen sind meistens eine falsche Ernährung oder Leberprobleme.

Tinnitus

	TRINKMOOR, MAWOSON	2-mal täglich trinken
	HERTROSON	3-mal täglich trinken

Nur bei umgelegten Flimmerhärchen mindestens 3 Monate anwenden

Übersäuerung

	TRINKMOOR, LEMISON, NIERMISON	2-mal täglich trinken

Sie sollten die Präparate unbedingt 2 Monate lang anwenden.
Die Ursachen können eine falsche Ernährung und ein falscher Lebenswandel sein.

Venenbeschwerden

	GURGELWASSER	2-mal täglich trinken
	UNI-CREME oder Kräuterölcreme	mehrmals tägl. anwenden

Verbrennungen

	GURWASO	Stellen betupfen
	UNI-CREME	Brandflächenränder eincremen

Brandwunden, aber nicht offene, je nach Verbrennungsgrad, immer zuerst mit kaltem Wasser kühlen. Bei hochgradigen Verbrennungen immer sofort zum Arzt.

Vergesslichkeit

	MAWOSON, HERTROSON	2-3 mal täglich trinken, 2-3 Monate

Meine Heilmoor- und Kräutermischungen

Indikation	Anwendung	Darreichungsform
Verdauungsstörungen		
	TRINKMOOR, MAWOSON GURGELWASSER	2-mal täglich trinken
Bei Verstopfung das GURGELWASSER jedoch nicht einnehmen. Die Ursachen der Verdauungsstörungen sind häufig eine falsche Ernährung oder psychische Probleme.		
Vergiftungserscheinungen		
	TRINKMOOR GURGELWASSER	
Sofort nach den ersten Anzeichen trinken und dies jede Stunde wiederholen. Unbedingt einen Arzt aufsuchen!		
Verkalkung		
	MAWOSON	2-mal täglich trinken
	BLUHOSON	3-mal täglich trinken mit Sole aus natürlichem Kristallsalz
Verkühlung		
	TRINKMOOR, LUMISON, ASTROSON GURGELWASSER	2-mal täglich trinken
	UNI-CREME	Brust und Rücken 3- bis 5-mal täglich eincremen
	KALTINSON	alle 2 Stunden abwechselnd durch Mund u. Nase inhalieren.
Sie sollten abklären, ob die Verkühlung durch einen Virus ausgelöst wurde, dann müssen Sie den Darm sanieren.		
Verspannungen		
	KR.-MASS.-FLUID + UNI-CREME evtl. mit MOORBÄDERN ergänzen	5x täglich einreiben

Indikation	Anwendung	Darreichungsform
Verschleimung		
	TRINKMOOR, LUMISON, ASTROSON GURGELWASSER	2-mal täglich trinken
	UNI-CREME	Brust und Rücken mehrmals tägl. eincremen
	KALTINSON	3-5 mal täglich inhalieren
Verstauchung		
	KR.-MASS.-FLUID und UNI-CREME	5-mal täglich erst einreiben und dann eincremen
Verstopfung, akute		
	VEROSON	mehrmals am Tag trinken
Ursachen für die Verstopfung sind häufig eine falsche Ernährung oder psychische Probleme.		
Verstopfung, chronische		
	VEROSON	2-mal am Tag trinken
	TRINKMOOR,	1-mal täglich trinken
Ursache für eine chronische Verstopfung kann eine falsche Ernährung, psychische Probleme, eine zu geringe Flüssigkeitsaufnahme oder ein Knick im Darm sein.		
Wassersucht		
	TRINKMOOR NIERMISON, MAWOSON	2-mal täglich trinken mindestens 3 Monate
Warzen		
	TRINKMOOR,	1-mal täglich trinken
	GURGELWASSER	mit Watte oder Stäbchen auf die Warze auftragen anschließend UNI-CREME mit MURMELTIERÖL

Meine Heilmoor- und Kräutermischungen

Indikation	Anwendung	Darreichungsform
Wechselbeschwerden		
	TRINKMOOR, MAWOSON	2-mal täglich trinken

Vermeiden Sie sehr kalte und sehr heiße Speisen und Getränke.
Zahnfleischbluten kann das Anzeichen einer Vitamin-Mangelerscheinung sein.

Indikation	Anwendung	Darreichungsform
Zahnfleischbluten		
	GURGELWASSER	mehrmals tägl. 5 Minuten lang Mundspülungen durchführen

Vermeiden Sie sehr kalte und sehr heiße Speisen und Getränke.

Indikation	Anwendung	Darreichungsform
Zahnfleischentzündung		
	GURGELWASSER	mehrmals tägl. 5 Minuten lang Mundspülungen durchführen

Indikation	Anwendung	Darreichungsform
Zehenpilz		
	TRINKMOOR, GURGELWASSER	2-mal täglich trinken
	PILMISON	betroffene Stellen mehrmals täglich besprühen oder Zehenbad, Wickel

Sie sollten den Körper entgiften + das Immunsystem stärken.

Indikation	Anwendung	Darreichungsform
Zeckenschutz		
	KALTINSON	

Mit normalem Salatöl mischen und auf die Schuhe streichen. Zecken haben einen 1000-mal empfindlicheren Geruchssinn als Menschen und gehen dann nicht mehr so häufig an den Körper.

Indikation	Anwendung	Darreichungsform
Zerrungen		
	KR.-MASS.-FLUID + UNI-CREME	5x täglich einreiben

Meine Heilmoor- und Kräutermischungen

Indikation	Anwendung	Darreichungsform
Zwölffingerdarmgeschwür		
	TRINKMOOR, MAWOSON GURWASON	2-mal täglich trinken

Sie sollten Alkohol, Bohnenkaffee, Zucker und Milchprodukte vermeiden, Sauermilch ist jedoch empfehlenswert. Essen Sie lieber häufiger am Tag und dafür kleinere Mahlzeiten.

Indikation	Anwendung	Darreichungsform
Zyste		
	GURGELWASSER	1-mal täglich trinken
	TRINKMOOR, MAWOSON, NIERMISON	2-mal täglich trinken
	UNI-CREME	Unterbauch eincremen
	MOORBÄDER	2-mal wöchentlich
Sie sollten keine schwere Arbeit verrichten.		nur In Absprache mit dem Arzt
Mehrmonatige Kur, viel Geduld!		

Anwendungen von A-Z

Anwendungserfahrungen bei Tieren

Anwendbar bei jeder Gattung von Tieren.

Indikation	Anwendung	Darreichungsform
Blähungen		
	TIERMOOR	ins Trinkwasser geben
Durchfall, chronisch		
	TIERMOOR, KÄLBERTEE	mehrmals täglich geben
Mauke		
	TIERMOOR	mehrmals täglich geben

Meine Heilmoor- und Kräutermischungen

Indikation	Anwendung	Darreichungsform
Fressunlust		
	TIERMOOR	mehrmals täglich geben
Verdauungsstörung		
	VERDAUUNGSÖL, TIERMOOR	mehrmals täglich geben
Akute Euterentzündung		
	TIERMOOR	mehrmals täglich geben
	EUTERFETT	mehrmals täglich das Euter einschmieren
Ausschlag		
	TIERMOOR	mehrmals täglich geben
	GURGELWASSER	betr. Stellen betupfen
Husten		
	TIERMOOR, ATEMWOHL f.Tiere	mehrmals täglich geben
Durchfall, akut		
	TIERMOOR, GURGELWASSER, KÄLBERMOOR	alle 3 Stunden
Blut im Harn bei Jungrind		
	TIERMOOR	mehrmals täglich geben

Ein Zuviel an Eiweiß kann durch eine zu häufige Fütterung mit Milch ausgelöst werden.